LOCUS

LOCUS

LOCUS

LOCUS

mark

這個系列標記的是一些人、一些事件與活動。

mark 60 我的第三隻腳

Blindsided

作者：理查・柯恩（Richard M. Cohen）
譯者：朱恩伶
責任編輯：楊郁慧　美術設計：何萍萍
法律顧問：全理法律事務所董安丹律師
出版者：大塊文化出版股份有限公司　台北市105南京東路四段25號11樓
www.locuspublishing.com
讀者服務專線：0800-006689
TEL：（02）87123898　FAX：（02）87123897
郵撥帳號：18955675　戶名：大塊文化出版股份有限公司

Blindsided: Lifting a Life above Ilness: A Reluctant Memoir
By Richard M. Cohen

總經銷：大和書報圖書股份有限公司　地址：台北縣五股工業區五工五路2號
TEL：（02）8990-2588（代表號）　FAX：（02）2290-1658

初版一刷：2006年8月
定價：新台幣220元
Printed in Taiwan

Blindsided

我的第三隻腳

Richard M. Cohen ⊙ 著
朱恩伶 ⊙ 譯

獻給美樂蒂（Meredith）

還有我們摯愛的人生旅伴——班（Ben）、蓋博（Gabe）和莉莉（Lily）

cope（克服困境）【動詞】

1 贏得比賽或爭鬥，或是打成平手。

2 應付並嘗試克服難題或困境。

——韋氏字典（Merriam-Webster's Dictionary）

聽起來還眞簡單。

目錄

與多發性硬化症和平共處

多發性硬化症協會病友　詠詞

在希臘神話中，眾神因為忌妒潘朵拉，而將疾病和災禍放入一個箱子裡，打算藉由潘朵拉的好奇心，將災難帶到人間。其中有一位神，因為他的善良，所以在箱中放入了希望。潘朵拉也不負眾神的期盼將箱子打開，把疾病和災禍釋放至人間，當潘朵拉發現情況不對勁時關上箱子，將希望保留下來，所以每當人類遇到了困難之時，仍然保有最後的那一份希望。

現代醫學發達，但仍有許多未知的疾病存在，這時人類便抱著希望，希望能夠將疾病打倒，希望能夠戰勝病魔，所以解開了DNA，也發現到許多無法解釋的疾病成因是在DNA上出了問題，多發性硬化症（multiple sclerogis 簡稱MS）也是其中之一；雖然醫生與科學家們花了非常久的時間才找到原因，但這所代表的是，有機會可以治癒。

在台灣，多發性硬化症的患者數量極少，就像其他的罕見疾病一樣，常常是被冷落的一群，再加上判斷上的困難，使得許多患者無法在第一時間內得到最完善的醫療照顧，通常等到發現是多發性硬化症時，患者的病情已經非常嚴重。

你可以想像，當你一覺醒來，眼前却是一片漆黑，耳朵聽不到，手腳不聽使喚，在那一瞬間，你會覺得自己像個活死人一樣，這個身體似乎不是屬於自己的，越想去看清楚、聽清楚，反而使情況越來越糟。這就是多發性硬化症許多患者的親身經歷。

本書作者就是一位多發性硬化症患者，他與許多的患者一樣，從一開始的不能接受，到與疾病和平共處。但在台灣，關於多發性硬化症的資訊可以說是少之又少，許多患者在初期發病後就可復元到像正常人一樣，而使得病情被忽略，更有人因為復元狀況良好，還被家人誤會是在裝病，未能適當休養導致病情急速惡化，等到再度發病後家人才知道事態的嚴重，卻無法挽回失去的健康。

我自己與本書作者有許多相似之處。我也曾在電視台的新聞部工作，但是媒體工作的繁重並不是一般人所能想像的，我們那時常說一句『媒體工作者都不是人，因為他們都是超人』，後來因為身體真的再也撐不下去，轉往財經雜誌，但每當截稿前夕，就又是另一場惡夢的開始。我個人前前後後加起來在媒體界有待了七年以上，許多人都問我，你不是應該要多休息？通常我都會這麼說：「我必需在我還看得見，聽得到的時候實現我的夢想。」直到二〇〇五年我才完全脫離媒體，因為我的夢實現了。

我永遠記得在一次病情發作時，情況非常糟，脾氣很差，特別是在家人的面前，把家人當成出氣筒。那時我住在天主教的醫院裡，因為我自己是教友，所以常常會有神父和修女來看我。有一位修女告訴我：『快樂是一天，痛苦也是一天，你要選擇快樂得過，還是痛苦得過？』修女說的沒錯，每個人都擁有一天二十四小時，你是要快樂又有意義的過，還是在自怨自艾中度過，這是只有自己才能做的選擇。

我也不得不承認，這句話說來容易做來難，原本一個健康的人，在一次生病之中再也不能過得像以前一樣的日子，甚至連工作都可能保不住，要如何讓自己保持快樂的心情？但是反過來想想，我們可是比上不足比下有餘，因為我們並不是一出生就有所缺陷，而且曾經度過一段幸福快樂的日子；我們都曾經看得到美景，聞得到花香，聽得到蟲鳴鳥叫，如果我們陷入了悲觀的情緒，那麼那些先天嚴重缺陷的人豈不是再也沒有活在世上的意義？

上天是公平的，當你失去了什麼時，必然會彌補另一樣給你，就像盲人的聽力會特別好，腦性痲痺患者有許多是藝術創作者，所以若我們失去什麼，應該想想我們得到了什麼。也許有人得到了久違的親情，也許有人發現自己的新才能……也許有太多的也許，把心放開，用心去看，用心去感覺，自然就會發現，你失去的只是一部分的健康，但得到的卻是更多更多；因此，你打算以後的日子是快樂得過一天？還是痛苦得過一天？

事實上，讓我煩惱的不單只有多發性硬化症，還加上乾癬，這二種疾病都是免疫系統在不明原因下攻擊自體細胞，但很奇怪的，每當乾癬病情惡化時，多發性硬化症就會消失。醫生也不知道原因，所以對我而言可謂因禍得福。目前，多發性硬化症留給我的後遺症不少，但都不是很明顯，像我的觸覺變得比較差，有時會無法用觸覺分辨東西；耳朵聽得見，但只要超過我三步的距離我就無法分辨方向；每天清晨也就是我最痛苦的時候，嚴重的抽筋常讓我無法繼續入眠；但那又怎樣呢？我還活著啊，我還可以追尋自我的夢想，可以讓自己的每一天過得更快樂。

本書作者將他一路走來的艱辛與努力撰寫成書，希望藉由本書讓讀者了解什麼是多發性硬化症，更希望藉由本書讓讀者更能體會患者的心路歷程，並讓多發性硬化症的病友們體悟到，生病之後並不是什麼事都不能做；你可以像本書作者一樣，每天都讓自己活得更有意義、不被病魔打敗。

前言　頸部以上的世界

有時候，我彷彿是靠著做白日夢度日的。我坐在位於曼哈頓最西端的辦公室裡寫作，目光卻不時飄向遠方，越過樹梢和公路，凝望著赫德遜河，看平底載貨船吃力地逆流前進，溯河而上。我太了解那種感覺了。這段漫長的航程相當費力，任誰都受不了。人生何嘗不是一段負重逆流的奮鬥旅程！

我的臉整天緊貼著電腦螢幕，我的背因為長時間彎腰駝背而僵硬痠痛。保持這個尷尬可笑的坐姿實在迫不得已，因為我已經是個如假包換的盲人了，只有臉頰貼著螢幕我才能看得清楚，也才能工作。

我雖然偶爾瞄一下河面上的過往船隻，其實只有在心底我才看得見它們賣力前進的模樣，那些微小的細節在心靈深處變得栩栩如生。視力退化只是麻煩的開端；不聽使喚的四肢，和日漸痲木的身軀，進一步把日常小事變成艱鉅費力的不可能任務，逞強只會幫倒忙。

這樣說可能有點怪，但我確實熱愛我的人生，這是一個憑空幻想的作家胡謅不來的。我的人生在好久以前就走上一條人跡罕至的岔路。我是個新聞工作者，一個療養中的電視新聞製作人，不過近來我更偏好寫作和教書生活，即使打打零工也很不錯。

我是個有家室的人，我有個風趣可愛的妻子，她說起話來宛如連珠砲，她叫做美樂蒂。看過《觀點》（*The View*）電視談話節目的人都認得她，美樂蒂就是坐在你家電視螢幕左半邊那一位。美樂蒂・維耶拉（Meredith Vieira）是個剛剛嶄露頭角的明日之星，這個女人能言善道，在家裡更是風趣幽默。

我們有三個很棒的小孩，他們對這個世界都有自己的看法。可別小看了班、蓋博和莉莉的影響力，我想是他們催白了我們的頭髮，又讓我們保有赤子之心。不過，還有一個不可抗拒的情況是我們全家人都必須要面對的，那就是我的健康狀況遭透了；這已經變成家裡每個成員的負擔，因為疾病本來就是全家人的事。

過去三十年來，我一直在跟多發性硬化症（multiple sclerosis，簡稱MS）作戰。這種毛病干擾了我所做的每件事，也影響了我全身，從頭到腳都不放過。慢性病的痛苦指數雖然不高，還是很折磨人，而且遲早會致命。雪上加霜的是，千禧年底，我又突然遇上另一個更殘暴兇猛的對手——結腸癌在一年之內兩度向我開火，變本加厲重挫我的生活品質。

我變成了一塊專門吸引麻煩的磁鐵，好似對刀口邊緣的生活上了癮似的；不管對誰來說，這種處境都是難以想像的危急。這段人生經驗讓我多上了一課；過去我並不認識"cope"（克服困境）這個動詞，現在我對它再了解不過了。

回想三十多年前，我剛踏出大學校門，在一個晴朗的春日抵達首都華府。和煦的春風讓我產生健康幸福的感覺，對大好前途滿懷憧憬。可惜好景不常，不到三年的光景，正當我的電視新聞記者生涯乘著水門事件的颶風扶搖直上時，我卻被自己的健康風暴所吞沒。病魔在二十五歲那年來造訪我，至今未曾離去。

我的世界突然天搖地動，人生旅程的風景和地形一夕變色；原本光明遠大的坦途，瞬間轉進蜿蜒搖晃的小路，把我從新聞編輯室推進手術室，然後再推入反覆咀嚼生命意義的境地。以前跑新聞時我的生活重心是驚天動地的世界大事，如今費了好大的勁，卻只為了保住一己渺小的生命。

三十年來我努力搶救自己的生命，奮力把它從病魔的手中奪回來，這段過程我拚命爭取身體的掌控權，也不斷調整自己的視野。我在最熾熱的生命鎔爐裡鍛鍊過生存的技巧，我學到的心得是，現在的我比過去更堅強，適應力也更好，這是當初始料未及的事。我的視力不良，身體嚴重受損，這些都是飽受多發性硬化症摧殘的明證。而結腸癌留給我一文不值的內臟，連破銅爛鐵都比不上。然而我的身體雖然越來越虛弱，我的鬥志卻越來越高昂，偶爾還意興風發。

我的臭皮囊並不是只有肌肉和神經而已，肉體這些線路雖然讓我的夢想短路，但我是誰，我的身分是什麼，這些全都歸我的頭腦管轄。我的存在就是從這個堡壘、從我的指揮站成形的。我們這些身心飽受病痛摧殘的病人，嘗盡失望的滋味。我們長期被病魔圍攻，備受折磨，這場戰爭我們既要奮力抵抗身體遭受到的襲擊，也要保衛腦袋的主控權。

跟病魔打心理戰有兩條陣線：一條是頭腦的戰場；一條是內心深處。我們一定要懂得保持高昂的鬥志，在這方面我做得比以前要好。面對病魔的態度是一種我們可以自己選擇的武器，向來都奏效。心煩意亂的時候，一定要努力保持積極正向的想法。我常跟我自己的內心拉鋸，拚命遮住眼睛，不讓自己瞧見那個不肯直視鏡子、日漸孱弱的刺眼身影。

自憐是毒藥，我可沒有時間同情自己，我得努力為我的未來奮鬥，我拒絕成為受害者。我們常常對自己的囚牢視而不見，把鐵窗和高牆視為理所當然。有時候這間牢房還是我們自己蓋出來的，我們甚至還加高那層帶刺的鐵絲網。膽怯往往讓我們作繭自縛。

疲倦時我通常只要嘆口氣，聳聳肩，輕輕說聲「我還可以寫本書」就好了。所以啦，我就真的寫了一本書。這是我對自己的身體逐漸失控這些歲月來寫下的回憶錄，是我對這個重大主題的執意探討——雖然我並不想生這種病。我不想對久病之苦大書特書，那未免太枯燥乏味了。這本書寫的是存活和茁壯，是超越恐懼和自我懷疑，以及少不了的憤怒。美樂蒂和孩子們在這些英勇的戰役中想必傷痕累累。

這本書也不寫疾病，我要著墨的是追尋健康的生存意志。這並非唯一的答案，只是其中一個而已。克服困境是一門個人藝術，這回事沒有科學處方，也沒有公式或客觀標準可以測量你的熟練程度，只能看你有多想活下去，和你認為什麼能奏效。我不會開藥方，也無意指引他人。我只是一個連自己的生命都抓不穩的男人，努力想撥開眼前的迷霧看個清楚，這場濃霧在多年前的一場夢中席捲而來，至今尚未消散。

我還在學習如何應付並克服疾病帶給我的難題與困境，這顯然是我持續不斷的人生教育中最艱難的課程，似乎永遠也沒有結業的一天。對我而言，這門課是每天都要重新學習的。任何著名學府都不會開設「面對病痛的生命調適」課程。也沒有人會拿它來做廣告，大肆宣傳。想辦法面對逆境是人的本能，得靠自己來學。這就是人生的真諦。

所以，歡迎你進入我的世界，這裡有一點夢想、有些許病痛，還有一份打算用我自己的方式面對人生的堅定決心。這本書是我每天跟自己的對話；很樂意與你分享。我的日子過得還算不錯，心裡也很快樂，家庭又幸福美滿，幽默感正與日俱增。這本書記錄了我半生以來掙扎奮鬥的心路歷程。此刻我的士氣依然旺盛。相信明天我還是不會被打敗的。

1 夢兆

早在大學時代，我就該看出伏兵已經一步步逼近。在那些不眠的夜裡，幽深的黑暗中傳來某種警訊。有個夢反覆出現，好似一個不祥的預兆，使我心神不寧。不管我到哪裡旅行，夜裡上床就寢時，那個夢仍然尾隨而至，整夜在我的腦海裡播映。在我拿到大學文憑、踏入社會好久以後，它依舊不放過我。

夢裡，我總是意興風發，馳騁在籃球場或足球場上，隨著戰況漸趨激烈而精神緊繃。球場上有個時鐘，滴滴答答的聲音格外刺耳。一開始我玩得很開心，可是隨著時間一分一秒過去，戰況越來越緊迫。即便這只是一場夢，我卻緊張得汗流浹背。這場比賽打得太兇，真教人吃不消。

在這緊要關頭，我的雙腿却疲軟無力，像橡皮一樣。終場前最後幾分鐘，觀眾急得跳腳，全都站了起來。加油聲自四面八方傳來，震耳欲聾。就在這時，我突然抱著球重重摔倒在地，再也站不起來，更甭想繼續比賽。結果我方以一分之差落敗。這場夢使我緊張不安；即使這場夢後來反覆出現，我仍然不曉得該如何解讀它。

不僅如此，同樣的主題也曾在另一個更危險激烈，甚至攸關性命的夢境上演。這個夢同樣一再出現：我在戰場上死命狂奔，大汗淋漓，氣喘吁吁。就在緊急關頭，我的雙腿耗盡力氣，疲憊地踡縮著；眼看敵人就要揮出致命的一擊，我却無力防衛。最後，我使出渾身解數，拚命爬過騷動不安的戰場，心中充滿驚恐，不知自己能否保全性命。

我花了許多時間來思索這兩個夢境。當年美軍正在東南亞打越戰，如今想來，這些夢其實反映了我心底對那場戰爭的恐懼。可是，在一九六、七〇年代之交，我還不擅於反省，却對政治頗爲熱中——不久我便聽到新聞業的召喚。我選擇去愛荷華州首府德蒙（Des

Moines）市郊的辛普森學院就讀；辛普森離我家很遠，正合我意。我從小在康乃迪克州西哈特福（West Hartford）長大，是北方中產階級家庭的叛逆小子。我認同那個時代的文化，對政治也頗感興趣。

遠在高中時代，我就很愛找碴，練就了一身本事，畢業時已經有本領開班授徒。我從小叛逆不羈，天生反骨，有一副新聞記者性格，正好適合進新聞界。高三那年暑假，我跟夥伴闖入剛剛廢棄不久的康乃迪克州立監獄，那是位於魏勒斯菲爾德（Wethersfield）的一座古老堡壘，我偷走了裡面的古電椅。在我眼中那是意義非凡的一刻，家父卻把它看成一樁愚蠢至極的惡作劇，第二天就把那張椅子送回原處。我至今都沒有原諒他。

後來我被趕出體育校隊，還被勒令休學。對我來說，被同學排擠早就是家常便飯；有些家長私下交代自己的小孩，千萬要離我遠一點。我向來不被師長看重，可謂一事無成，一路養成叛逆好鬥的性格，新聞記者似乎是個合理的生涯選擇。我打定主意，絕對不穿上那身橄欖綠軍服（不久就變成那個時代的制服）。

一上大學我就積極參與反越戰運動，加入了著名的「青年改革運動」（kiddy-crusade）；這是一九六八年由大批激進份子發起的改革運動，目標是提名參議員尤金・麥卡錫（Eugene McCarthy）出任民主黨總統候選人。我跟著同儕參與「淨化運動」（Clean for Gene），剪短長髮，剃掉鬍子，不把當時的美國總統林登・詹森（Lyndon Johnson）當一回事。大一暑假我去西南部共和黨票倉走了一趟，又去芝加哥參加喧鬧的民主黨全國代表大會。那年，我們在年少輕狂的雙十年華，就學到了有關權力、政治，以及世界運作的重要一課，認識了堅持不懈的價值，懂得臨機應變；我在往後大半輩子跟病魔這個無形的敵人對抗時，這些特質都助了我一臂之力。成長階段確實奠定了日後一輩子的生存能耐；我在此刻便已打下基礎的，是從此以後受用無窮的不屈不撓精神。

美國第一批被迫去東南亞打越戰的青年是由政府抽籤決定的，我也在那批抽籤名單之中。當年我坐在古老的黑白電視機前，緊張地收看那場輪盤抽籤的實況轉播；我那一代青年男子的命運即將揭曉。對我來說，這場命運大樂透才一開始就結束了——我渾身顫抖地聽著我的生日二月十四日被大聲唸出來，而且一再覆誦；它是四號。那個小小的數字保證要送我一套免費的軍服，至少還附贈一張到遠方打仗的單程機票。

我思索著究竟要去坐牢，還是要躲到加拿大去，避開我極力反對的這場戰爭。後來我投機取巧，運用中產階級的特權，拜託醫師友人開具誇大不實的嚴重神經系統症狀診斷證明，藉此逃掉了兵役。

這種欺騙行爲讓我的良心深感不安。可想而知，有個抽到下一個號碼的青年，代替我收下了那張機票，前往亞洲的恐怖戰場作戰。為了保住一命，我做了我認為不得不做的事。貪生怕死是人之常情，可是我仍然深感愧疚。

我就這樣留在學校，繼續散布反戰訊息。一九六九年，我巧遇彼得・詹寧斯（Peter Jennings）①，他當時正在美國國家廣播公司的無線電台（ABC radio）報導反戰活動。我們

---

①譯註：彼得・詹寧斯（Peter Jennings）是美國三大電視新聞聯播網之一的美國國家廣播公司〔ABC〕晚間全國新聞前當家主播，二十多年來與國家廣播公司〔NBC〕的布洛考〔Tom Brokaw〕及哥倫比亞廣播公司〔CBS〕的丹・拉瑟〔Dan Rather〕並列爲晚間新聞三大王牌。布洛考於二〇〇四年退休；丹拉瑟因處理布希當國民兵新聞不慎，於二〇〇五年春天被迫提早退休；詹寧斯則於二〇〇五年因肺癌病逝，正式結束美國晚間新聞的一段輝煌歷史。

幾個纏了他好幾天，一起吃吃喝喝，批評時政。彼得之前報導過越南的戰事；只要我們遠離大麻，他很樂意和我們聊聊新聞工作的實況。看他對這一行懷抱著滿腔熱情，我也開始重新思考自己的未來。我想，有爲者亦若是。

兩年後，我得到了我想要的新生活：加入了美國國家廣播公司新聞部（ABC News）的華盛頓辦事處，擔任《議題與答案》（*Issues and Answers*）節目的製作助理，這個節目是當年ABC聯播網的週日公共事務節目。我及時加入了這一行；六個月後，水門案爆發，揭發弊案的記者伍華德（Bob Woodward）和伯恩斯坦（Carl Bernstein）一夕之間成了英雄人物，聲名大噪。新聞界贏得前所未有的聲譽，美國所有的年輕人一夕之間都立志要當新聞記者。我在ABC待了一陣子，一九七二那年我專跑政治新聞，尤其是尼克森總統和他的競選對手——參議員麥高文（George McGovern）的新聞。那些個年頭的變化真是扣人心弦；尼克森政府極具新聞性，即使是例行公事也富有新聞題材，而三大電視新聞聯播網當紅，聲勢如日中天。可是，胸懷大志的年輕人總是不斷尋求新的挑戰，而新的工作環境和更高職位的吸引力將我帶進了公共電視。

加入公共電視後，我參與了《一九七三年美國》（*America '73*）系列紀錄片的攝製，負責拍一部影片，探討殘障議題中的政治意涵，報導傷殘人士的生活，以及他們爭取住進國宅的努力。這一系列紀錄片的主持人是羅伯特‧「羅賓」‧麥克尼爾（Robert "Robin" MacNeil）和吉姆‧樂若（Jim Lehrer），而這部影片是我長期跟他們兩位合作的開始。

在五月的一個溫暖早晨，我步下華盛頓首府的國會山莊，經過最高法院，直接穿過國會大廈；在那個治安尚佳、生活步調緩慢的年代，這是條十分方便的捷徑。上午九點鐘，我哼著小曲，慢慢晃進公共電視的製作中心，跟同事閒聊幾句，讀讀文字紀錄，接著，咖啡壺從我手中掉了下來。

製作人和編輯一向輪流煮咖啡，誰的咖啡癮先發作誰就先動手。這一天我的癮頭率先發作，很快煮好一壺咖啡，接著咖啡壺便從我的手中滑落；滾燙的咖啡潑灑在我的腿上，玻璃碎片散落一地。這樁意外彷彿以慢動作發生，隱約透露著幾分不尋常。那尷尬狼狽的時刻來得太突然了，只見咖啡壺毫無道理地從我緊握的手中滑出、墜落。

這件小事故雖然使我難堪，但我並沒有多想，仍然繼續進行拍攝和剪接工作。我當時才二十五歲，身強體健，過著快速忙碌的電視新聞記者生活。這個案子進行得很順利，我們已經進入後製階段，只要把所有片段串起來就行了。

我採訪了幾個跟我年齡相仿的重度殘障人士，有些是輪椅族。其中有段影片是我跟一個坐著輪椅的年輕人走在加州大學柏克萊分校校園內，我們談到了殘障人士在美國搭乘大眾運輸工具是多麼不方便，以及他們生活中的諸多難處。「為什麼殘障的人是他，而不是我？」我感到訥悶。我暗忖，我永遠沒辦法像這樣拄著拐杖，或是坐在輪椅上推著大輪子到處去。

這一天在華府，我們坐在一部老式的影片剪接機「史汀貝克」（Steenbeck）前工作——在今日新興的數位科技年代，這種古老機型已經很少見，也很少用了。節目的另一部分有一段主持人羅賓．麥克尼爾跟一個年輕婦女的對話。婦女的脊椎在衝浪意外中遭到嚴重傷害，她坐在輪椅上，而且一度打翻了杯子，掉在地上。我把影片倒回去看了好幾次，看杯子究竟如何從她手中滑出去。這天早上摔碎咖啡壺的意外還在我心頭盤旋，揮之不去。

結束一天的工作後，我在燠熱中走回國會山莊的山丘上，朝我住的那棟悶熱且沒有電梯的三樓公寓前進。時序即將進入酷熱的夏季，大老遠就看到獨立紀念大道上浮著一層騰騰熱氣。當我來到面對國會圖書館的人行道旁時，突然失去平衡，失足跌倒，一腳踩進熙來攘往的街道。這雖然只是個小小的意外，但我向來是運動健將，體能又處於最佳狀態，實在不太可能連走路都走不好。

我在暑熱中緩緩走上東國會大廈街，好不容易爬完許多層樓梯，回到我跟妻子喬依絲同住的三樓公寓。喬依絲跟我是青梅竹馬；我們結婚才一年多，可是兩人似乎已經漸行漸遠。這一夜她在當地的戲劇公司彩排，我獨自一人在家，這已成為我們近來的生活常態。我一進家門，把隨身的東西一扔，便直奔廚房。

這戶古老的公寓和陳年的家具、破舊的壁紙都散發著熱氣。我回到客廳，脫下長褲，坐在大大的舊沙發上喝啤酒。熱氣加上濕氣令人難受得很，一股熱風從窗口吹進來，我儘量坐著不動，啥事也不想，一心只想趕快讓身體涼快點。這時我感覺左腿癢癢的，我無心地撓癢，卻大吃一驚：這條腿的外側是痲木的！整條腿的皮膚似乎完全沒有感覺。

似乎有什麼事不太對勁，我彷彿冷不防被摑了一巴掌。這一天接二連三發生的怪事猶如拼圖般逐漸拼湊起來，不過還不成形。我並不覺得特別擔心，內心深處却已經領悟到，這一天所發生的事故雖然無法解釋，但彼此之間必然息息相關。我很想知道是怎麼回事，却苦思不得其解。不知不覺中我又開了第二罐啤酒，當年我通常是這樣解決問題的。

當時我還年輕，事業擺第一，其餘的事都無關緊要。這時電話響起，是ABC新聞部打來的，問我下個月是否願意擔任副製作人，採訪參議員山姆·厄文（Sam Ervin）即將舉行的水門案聽證會。而我在公共電視的任務正好即將告一段落。「好的，」我興奮地回答：「算我一份。」

那段日子，每天早上人人都搶著買《華盛頓郵報》，急著想看伍華德和伯恩斯坦又寫了什麼，以及連載漫畫〈道內斯布里〉（*Doonesbury*）②又畫了什麼。歷史正在締造新頁，而我

---

②譯註：〈道內斯布里〉（*Doonesbury*）是Gary Trudeau自一九七〇年起在報紙發表的連載諷刺性漫畫，以學生運動、婦女解放和水門事件爲主題，曾於一九七五年獲得普立茲獎。

躬逢其盛。我選擇在美國首都發展，而水門案正是當時華府最精采的一齣戲。

電話再度響起，是家父打來的。我們閒聊了一會兒，交換我們對尼克森的看法，父子倆同感不屑，然後我就順便提起這一天發生的古怪經歷。老人家聽得很仔細，還問了幾個問題，並建議我去看醫生：我的體檢時間早就拖過頭了。「反正又沒壞處，」他提議道：「你承受得了體檢的。」掛上電話後，我還是繼續坐著，仔細盤算我的新任務。幾分鐘後，電話又響了，八成老人家又想到了什麼。「我想你得了多發性硬化症（multiple sclerosis，簡稱MS）。」我爹突兀地宣布。

家

父班哲明（Benjamin）今年已經八十五歲，他是內科醫生——同時也是多發性硬化症患者。我爹是個老派作風的醫師，臨危不亂，像磐石般鎮定。老人家在做出任何結論之前向來都很謹慎，這回卻一反常態。我立刻做出了克服難題之際的第一個決定：放輕鬆，好好想一想。我向後靠，坐穩身子，回想起六年前的某一天，當時我剛上大學，還是個新鮮人。

我跟哥哥伯恩坐在臥房裡，他正在跟家父解釋，他滑雪時怎麼會撞上一棵樹。我覺得這件事很滑稽，因為當天神氣的大哥本來是要教我這個蠢老弟滑雪。我們咯咯說笑了一會兒，然後父親的話讓我們沉默下來。「有件事我想告訴你們兄弟倆。」家父輕聲地說。

「我得了一種病，叫做多發性硬化症，你們有沒有聽過這種病？」他問。我們默默點頭。我甚至拼不出「硬化症」(sclerosis)這個英文字。「它可能會變得很嚴重，」他繼續說道：「不過，這種病大概不至於要我的命。」老人家又補充了一些資料，問我們有沒有什麼問題。他的話語引發我們許多疑惑，他嚴肅的神色卻又讓我們不敢多問。這項宣布來得很突兀，屋內只聽得見父子三人的呼吸聲。這次和病魔短暫的照面跟我現在從電話中聽到的快速診斷，似乎都沒什麼道理。

父親那番暗示我得了多發性硬化症的話，使我愣住了。老人家這麼快做出結論，假如不是歇斯底里，至少也不符合他的個性，可是我認得他二十五年了，經驗告訴我，他是認真的，最後通常會證實他的判斷是正確的。我的人生本來已經步上正軌，這一刻卻突然失去方向，茫然不知何處去。我向來都無法容忍含糊不清的渾沌狀態；當時我對多發性硬化症一無所知，並不知道等在我眼前的是一輩子的不確定、不清楚。我的懷疑是一種正當的自衛，自然十分強烈。

即便如此，那一天發生的意外和心裡的憂慮促使我去看醫生，醫生立刻要我去看神經科醫師。那位醫師明白表示，他懷疑我得了多發性硬化症。否則他還能怎麼想呢？家父飽受多發性硬化症之苦，他年邁的母親、我的祖母也同樣深受其害，只不過祖母從來不曾接受正式的診斷宣判。在那個年代，診斷過程原始粗糙，效率低，準確性也不高。

在我成長的年代，祖母的身體就出了問題，可是從來沒人告訴我們究竟是什麼毛病。我還小的時候她就坐輪椅了。我們家似乎有個不成文的規定：不必過問太多其他人的私事。家父當然曉得自己的母親得了ＭＳ，可是我並不知情。而我一直到上了大學才知道家父的病情。

我的雷達螢幕一片空白，插頭甚至還沒插上，開關也尚未打開。我從來沒想到，有朝一日自己也要面臨全身性神經系統的大崩盤。

我很難相信自己病了。我心想，我的症狀如此輕微，他們未免太大驚小怪。醫師本來應該要小心謹慎的，可是他們似乎還沒有找到證據就急著宣判，大家都過度擔心。「不對，」我冷靜地向親朋好友和醫師解釋：「你們都搞錯了。我最近幫公共電視拍殘障人士的紀錄片，他們當中有些人跟我的年紀差不多，我很喜歡他們，真心認同他們，這是生理受到心理影響引發的症狀，我真的沒事。」沒人相信我的解釋，尤其是神經科醫師。「走著瞧吧。」他只撂下了這句話。這位醫師用了一個跟疾病有關的辭彙：**矢口否認**，這個字眼我還不太熟悉。

我對這個診斷結果雖然感到心煩，但是並不怎麼畏懼——或許，我自以爲如此。多年來家父雖然爲MS所苦，看起來他似乎並沒有受到多大的折磨。我毫無線索，不曉得跟MS共存意味著什麼。「我才不擔心呢！」卡通人物紐曼（Alfred E. Newman）的名言變成了我的口頭禪。我喜歡這個愛模仿政治人物說話、博君一粲的亞爾，我覺得他長得很像泰德・卡波（Ted Koppel）③。

---

③譯註：美國著名電視新聞節目《夜線》（*Nightline*）主持人。

俗話說：條條大路通羅馬。反正我心意已決，無論有沒有病我都決心飛得更高更遠，去實現我的理想。我相信只要朝著目標前進，終究殊途同歸。我的家人似乎震驚過度，說不出反對的話，也沒有什麼情緒激動的場面。喬依絲看起來毫無反應，或許她心裡也充滿困惑，只敢暗暗難過。我哥哥伯恩無動於衷；他自己也是新聞記者，當時正在美聯社（AP）任職。至於我妹妹泰莉遠在西部，並不曉得我可能得了MS。

父親的感受很難揣測，這個向來謹慎保守的內科醫師，似乎已經接受了這個診斷。只有在母親泰麗身上我才看到暴風雨的前兆。表面上她跟父親一樣鎮定，至少在我面前是如此。

母親向來都很冷靜，她是個大地之母；我那一代的男孩子對母親的印象都是如此，不過我的多年好友也都是這麼看待我媽的。而大地之母已經為即將到來的天翻地覆做好了萬全準備。

少數聽我說起這件事的朋友都沉默以對，似乎沒人曉得MS是什麼。「多發性硬化症」聽起來當然挺嚇人的，即使得牛皮癬也夠嗆的，沒有人知道如何做出適當的反應。

診斷的過程十分緩慢，幾乎跟祖母的年代一樣原始。一九七〇年代初期，我們既沒有核子醫學，也沒有腦部影像。磁振造影（ＭＲＩ）和電腦斷層掃描（CT scan）聽起來彷彿科幻小說，就像電影《二〇〇一：太空漫遊》（*2001: A Space Odyssey*）描寫的太空之旅一樣虛幻。神經科醫師把病人口述充當證據，終極武器則是脊椎穿刺放液檢查。我勉強同意接受他們的詢問和檢查，可是我一直不肯做脊椎穿刺，直到我的工作突然出了狀況。

ＡＢＣ新聞部的老闆派我回國會山莊辦事處去，我每天都去那兒列席旁聽水門案委員會的聽證會，看著剛剛被開除不久的前白宮法律顧問約翰・狄恩（John Dean）作證，暗指尼克森總統、白宮首席幕僚長哈德曼（H. R. Haldeman），以及總統助理約翰・厄爾里奇曼（John Ehrlichman），統統跟水門事件竊聽案脫不了關係，說他們根本是作繭自縛。我的任務是收集錄影帶供資料室存檔，加以登記分類，這本來是再簡單不過的差事，我只要檢查文字記錄是否跟錄影帶收在一塊兒，以及錄影帶有沒有貼上標籤，按照順序放好，這是一般小兵都做得來的簡單差事。

可是我却獨自坐在錄影室的地板上，一下子就搞糊塗了。本來不到一個小時就可以交差的工作，我却沒完沒了地拖了好幾個鐘頭還搞不定。文字記錄和錄影帶不符，我却又把錯誤的文件放進錄影帶的大塑膠盒內，搞得我狼狽不堪。我氣得發抖，寧可火冒三丈也不要一下子就怕了。或許我是真的出了狀況，這是我頭一回認輸。

我不得不同意做脊椎穿刺檢查，住進醫院，踡縮成胎兒一樣，讓一名頤指氣使的住院醫師將一根長針刺進我的脊椎。其實並不痛，可是當針緩緩地插進去，確實有種觸電的刺痛感。醫生說我必須乖乖平躺一夜，否則可能會頭痛欲裂，像宿醉似的；反正我在等待命運宣判的無數個夜晚，已經借酒澆愁，醉過無數回了。

我曉得這是最後一項檢查，以後這個問題就可以塵埃落定，不必再妄加猜測了。假如脊髓液是清澈的，我的前途也會撥雲見日；假如脊髓液是混濁的，暴風雨就會隨之而至。多麼富有象徵意義呀，我心想。神經科醫師兩天後就會打電話來宣布結果，我却已經在兩極間搖擺；從自欺欺人的矢口否認擺盪到承認前途凶險，然後又盪回原地，相信答案很快就會揭曉，證明可能罹病的揣測是天大的錯誤。

我指望自己的脊髓液會像山泉般清澈，或是像我大學時代喝慣了的劣等啤酒一樣，是用新鮮清澄的湖水釀造的。可是我的情緒却像那種劣酒一樣變淡走味，像我的腿一樣麻木無感。我無法思考自己得MS的可能性究竟有多少。痲木不仁和矢口否認只是一線之隔；其實我搞不清楚自己試圖否認的究竟是什麼，可是我顯然不想跟疾病產生任何瓜葛，畢竟我的人生才剛剛開始呀！

我跟神經科醫師約定的通話時間終於到來，我獨自在家等候，就坐在大門邊的椅子裡。那扇門此刻看來就像防火逃生門，讓人隨時想奪門而出。我坐在那兒靜候通知。我把放電話的小茶几拉近；那是一部綠色的電話機，其實它真該漆上熱線電話的大紅色，而且還應該附上閃光燈和警報器。電話響起時我正盯著它瞧，却還是不免被驚嚇得跳了起來。「你得了多發性硬化症，」神經科醫師冷漠地宣布，又敷衍地補上一句：「真抱歉。」然後他沒再說什麼，沒有半句安慰，也沒有建議做任何治療。

在那個年代，診斷完畢就算了事，沒有所謂的治療方案。打從那一刻起，我便展開了一場前往陌生之地的旅程；那個地方既不尋常又不友善，肯定是回不來了。「疾病是一塊未經探勘之地。」英國女作家維吉尼亞・伍爾芙（Virginia Woolf）在一九二五年的一篇散文中寫道。疾病會以愛、掙扎與忌妒爲動力，重新定義生命。這些力量將在「克服困難」之際結合；而這字眼，我還不太認識。

MS無藥可治，這一點父親已經告訴過我了。他自己的症狀出現得很緩慢而且程度輕微，所以我們兄弟姊妹在離家上大學以前，竟然都沒有察覺到父親的病情。如今一人陪審團對著我宣告判決結果。這真是晴天霹靂！太不可置信了。天底下都沒人得病，只有我中獎，一定是哪裡搞錯了！

那天下午，我的情緒才緩和下來。一掛上電話我就巴不得立刻回到襁褓時期的搖籃裡去，在母親的懷中輕搖，忘掉這些煩惱，我曉得自己聽到的是如假包換的實話，卻無法強迫自己相信。我回到臥房，坐在床沿，凝望著窗外的國會大廈，我原本以為自己的未來就是去那兒採訪政府和政治新聞，如今我的腦袋裡卻充滿了醫院和輪椅的影像。唯一的念頭是：**我還年輕，不該生這種病**。

就在那兒，就在那一刻，我下定決心，對這件事不做任何反應。我盯著國會大廈的圓形屋頂想著，既然我對MS所知不多，任何反應都是毫無意義的。我說不出什麼明智的話，也做不出明理的事。既然抓狂於事無補，我決定沉著以對，這是阻力最小的路，我決心好好走下去。讓我的腿部睡著的麻木感覺如今已蔓延到我的頭部。我打電話給家父，告訴他這個消息。「歡迎入會，」他說：「我會替你支付任何額外的開銷。」我爹深感歉疚，一句話說得結結巴巴的。「爹，你就是散盡家財也買不回我的健康。」我套用披頭四的名曲④來頂他。

三十年過去了，我還是說不上來我為何仍然能保持鎮定。沉著篤定的態度是在疾病現場學到的直覺反應。我的情緒似乎經歷了所有可能的歷程，從好到壞都走過來了。歇斯底里的人會被強迫穿上緊身約束衣，以防止他們做出傷害自己或旁人的暴力舉止；我似乎也為自己從架上挑了件約束衣穿上。那件約束衣依然合身，至今還穿在我身上，讓我保持鎮定

④譯註：這裡是指〈千金難買一世情〉（*Can't Buy Me Love*）。

沉著。這種人生態度指引我度過多方面的危機。在獲知診斷結果後，我決定不要感情用事，不要胡思亂想，不要過度焦躁，可能只是反映了自己沒有本事面對，甚至拒絕面對一個難以接受的事實。

對一個閱歷有限的年輕人來說，重大疾病是塊超大的現實三明治，實在難以下嚥。而我偶然發現一個可貴的「克服困難」的機制：**否認**。它向來被業餘的精神科醫師誤用，也被那些認定它不好的人所誤判；更被那些沒有想通它的人所誤解。

沒錯，否認是可以讓腦袋入睡，麻醉拒絕面對現實的心靈，無動於衷地看著漸漸迫近的貨運列車拖著沉重的「事實」包袱前進。然而矢口否認有兩面，它比較吸引人的那一面幫了我不少忙。

對我來說，否認是我決心克服難關和繼續保持希望的關鍵所在。否認，讓任何遇到困難的人，得以創造自己的現實，繼續活下去，並且相信一切盡在自己的掌握中；不管怎樣才能活下去，自己都做得到。否認，鼓勵每個人去測試眼中的極限，不必立刻讓步。

這麼做並沒有什麼不對。MS會跟著你一輩子；我已經從經驗中學到，時機到的時候，自然會了解自己，也會想辦法克服難關。我本來決心向一人陪審團——我自己——證明，我跟大家並沒有兩樣，然而，我其實已經無法再跟大家一樣活蹦亂跳，而且永遠都不可能一樣了。可是，我還是無法說服自己面對這個再簡單不過的事實，因為，時候還沒到。

2 瑕疵品

一九七三年十月某個冷颼颼的早晨，我在日出時分醒來，才一睜開眼睛，就突然嚇了一跳，彷彿被閃電擊中似的，震驚得說不出話來，連忙跳下床，愣愣地站在窗前發呆。我的右眼瞎了，完全看不見了，瞎了！每天清晨，我都習慣在陽光普照的廚房喝杯咖啡，翻閱報紙，如今我看到的頭條新聞，却是自己在一夕之間一眼失明。我站在空蕩蕩的臥房喃喃自語：「不會的，不會的，不會發生這種事的！」

我努力回想，心頭的思緒宛如錄影帶般，不停倒帶。前一天一切都還很正常啊，我覺得神清氣爽，完全沒有四個月前剛診斷出多發性硬化症時，曾經發生過的任何症狀。可是，有時候早晨醒來，我會突然感覺有個小點，像一滴浮油似的，出現在我的右眼上，總之就是有個污點。這個點是個小小圓圓的水坑，罩在我的靈魂之窗上，遮住了這個世界，沒法子揉掉。我整個下午都拚命閉上眼睛，再張開眼睛，希望可以把那個討厭的東西眨掉。

這下子我瞎了。多發性硬化症的典型症狀就是一眼失明，這一點我很清楚。當我墊著腳尖站在床邊，在那間涼颼颼的臥房裡冷得直打哆嗦時，可怕的真相朝我兜頭罩下，不斷衝擊著我。過去幾個月來，我一直躲在「否認之家」的屋簷下，如今它卻在頃刻間瓦解了。這個脆弱的結構，雖然只靠一廂情願的想法支撐著，卻幫我擋掉了我無法面對、也承受不起的沉重現實。無知是我的盟友；我甚至沒追問醫師太多問題。對一個隨時以發問為業的新聞記者來說，沉默還真是個奇特古怪的策略，可是我並不想知道太多事實，因為事實會帶出真相，而真相是我無法接受的。現在事實擺在我眼前；我終於不得不承認，我是真的罹患多發性硬化症了。

不過，還要經過好幾年以後，我才能輕鬆地公開承認病情。這種疾病的相關知識累積得很緩慢；我對多發性硬化症要了解的地方還很多，無論是當時或現在，人類對這種疾病所知都相當有限。MS至今尚沒有可靠的治療法，也沒有必然的後果；既無藥可醫，也沒有明確的成因。有些專家懷疑是病毒作祟；有的則懷疑是環境因素使然；還有一種說法認為人類的免疫系統——也就是人體抵抗入侵的病菌和微生物的防禦系統——太有效了，偶爾會反過頭來攻擊人體；至於它跟遺傳因素有沒有關係，要到遙遠的後來才有人想到。我終於還是被徵召了，只不過這回是加入三十五萬個同病相憐的美國人；我們赤手空拳跟這種無形的神經系統大敵搏鬥。

確定的是，多發性硬化症會逐步惡化，使原本暢通的中樞神經系統逐漸阻塞不通。患者的運動神經和感覺神經發生病變；當保護神經的髓鞘質（myelin）外層附著物剝落後，形成一塊塊的硬塊補丁。這種病變的過程很類似老式電話交換台內部受到侵蝕；絕緣材料剝落後電話就會短路，導致訊號混亂；既擾亂了原有的生活，也讓夢想出軌。

「當心點！」自從醫師宣布我罹患了MS後，他就一再告誡我。可是沒有人能夠告訴我，我的生活會發生怎樣的變化。MS的影響並非一成不變，實在難以預測，所以我始終不肯認真看待他們的警告。如今我的生活終於天翻地覆，進入了非常時期。

既然我無法再逞強下去，只好心不甘情不願地住進醫院，展開原始的治療過程。醫療人員並不確定用在我身上的藥物是否一定幫得上忙，但我還是容忍他們定期對我施打類固醇點滴，每天四次。類固醇在體內肆虐，我的心情也隨之起伏不定，最後終於得了憂鬱症。

「假如MS沒要了你的命，這種治療方式很可能會。」有位護士打趣道。

住院後我足足胖了五十磅，因為我的胃口和新陳代謝完全亂掉了。我的視力是恢復了一些，病情也略微減輕，可是還不到恢復正常的程度。絕望讓我不顧一切，鋌而走險，任由住院醫師拿我做實驗，在我的下眼瞼和眼睛下方注射類固醇，看看能不能用這種野蠻的嘗試來修復我受損的視神經。我一定是瘋了，因為我想像年輕的醫師開心地跳腳尖叫：「好極了，現在咱們來試試這個吧。」經驗讓我漸漸對醫師產生反感，因為他們老是把我當作沒有生命的實驗品。這些年來，我修身養性，對他們的反感已經不形於色。

後來，是ABC新聞部的老同事泰德・卡波的一通電話，讓我向現實更靠近一步。一九七二年，尼克森總統前往中國，這次旅程富有重大歷史意義，泰德跟著去採訪，同時派駐中國。由於身在封閉社會的通訊記者很可能是消息最不靈通、最後一個知道該國重大事件的人，所以我們安排了一個溝通管道，由我定期向國務院的消息人士打聽中國的政治軍事活動，等泰德從中國打電話回來時，我就在閒話家常時，把我打聽來的消息包裝一下，穿插在談話中，偷偷傳遞給他。

當泰德再次從北京打電話給我時，我已經事先交代ABC的總機人員一個連絡號碼。這次關於中國的例行談話，卻變成扯破喉嚨的高聲問答，他追問我為何進了喬治城醫院。

「你在那兒做啥？出了什麼差錯？」泰德問。

我沉默以對，不知該說什麼才好，我到底要不要告訴他實話？公司裡沒人曉得我生病了，也沒人知道我的去處。我依稀記得話筒彼端的遙遠背景傳來微弱沙啞的聲音，說著陌生的中文，而我在這頭苦思該如何回答泰德。「我得了MS。」我終於低聲說道。

「你得了什麼？」泰德大喊。他八成以為我是在暗指什麼密碼。「喂，柯恩？我還是聽不見你的聲音，」他對著話筒大吼，把我震得躺回床上去。三十年前從中國打來的越洋電話比近距離的電話慢了好幾拍。「我說，我得了多發性硬化症，」我也對著話筒吼回去。「你聾了嗎？」

沉默一下子變得震耳欲聾。「我聽到了，」他說：「別再吼了。」泰德停頓了一下。「好好照顧自己。」好啦，我終於出櫃了，隔著海洋和大陸，穿過政治和情緒的邊界，大聲把這個消息吼叫出來。我終於向自己坦承，我是真的生了大病。

誠實以對成為我克服困境過程中的第一項課題。誠實坦率如河流般緩緩流淌，先湧向我自己，再流向他人。我很清楚，這個方向無法顛倒過來。克服困境是個錯綜複雜的心靈競賽。我的人生已經全面改觀；我需要一點時間，才能適應這新的局面。

這場變故正在扭轉我的自我形象，鏡子裡那個痛苦地瞇著眼斜視鏡框之外的人，就在我的眼前變了個樣；我既看不清楚這個陌生人，也沒辦法把這面鏡子看仔細。我覺得無能為力，好像坐在高速行進的車裡，任由車子的自動傳動裝置呼呼作響，拚命向陡峭的高處攀升。我茫然換檔，對這趟登高冒險之旅的緊張刺激幾乎毫無所覺。

罹病帶來的改變是徹底的，而失去掌控能力教人驚懼不安。任何人初出校門進入社會的最初幾年，最在乎的都是能不能得到充分授權，好好發揮。我感到自己的力量正如雨後春筍般欣欣向榮，可是我對未來的自信卻一下子化爲烏有。我本來有十足的把握，相信自己一定會成功，如今卻突然產生疑慮，因為從此刻起，這場大病顯然將影響我所做的每件事。我沒有信心能否完好如初地恢復視力，事實上這一眼是再也無法恢復正常了。對我來說，這將是個截然不同的世界。

生病的跡象處處可尋：我的腳步搖晃不穩，老是撞到人和家具；走路時不是擦過門邊，就是被樓梯絆倒。醫院電梯旁的會客區有位女士掏出了一根菸（當時在醫院抽菸是很稀鬆平常的事），我畫了一根火柴，趨前去為她點燃，結果卻差了幾吋，我的火柴怎麼也搆不著她的菸，因為我的視覺已經嚴重受損。那位女士不明就理地嘲笑我，我不禁退縮了。

剎那間，我一晃神，眼前彷彿預見了自己的未來：朦朧中我宛如身在遊樂場，盯著「哈哈鏡」瞧，卻一點兒也不覺得好玩。本來貼在我額頭上的**贏家**標籤已經被**瑕疵品**取代，我變成了如假包換的殘障人士。這幅景象讓我感到震驚不已，恐懼莫名。

我要面對的衝擊還不止於此。醫師一度以為我可能長了腦瘤，因為腦部掃瞄結果並不明朗。難道多發性硬化症還不夠糟嗎？我很快就學到：情況總是有可能變得更糟：這項心得後來十分管用。後來我全身被綑綁起來，醫護人員將我牢牢固定在檢查台上，把顯影劑注射進我的腦部——這項檢查叫做動脈X光圖（arteriogram），如今已經廢除不用了。年輕的護士唯恐我受不了痛楚，奮力掙扎，便用雙臂抱著我的頭。

檢查結果是陰性的，可是我卻感到頭痛欲裂。那種痛楚與壓力，比過去三十年來我所承受過的任何折磨，都還更教人難以承受。

於是，我又得到了另一個小小的啓示：大部分人都還沒見識過人類的真正能耐。我們以為自己很脆弱，其實內心的力量源源不絕；我發現自己遠比想像中堅強。

就在我置身醫院的一團混亂中，水門案委員會的共和黨律師跑來看我，一心想從我口中追問出，有關麥高文於一九七二年競選總統時暗中部署的競選間細計畫。當時麥高文的軍師曾經想把我從ABC借調，去祕密監視副總統安格紐（Spiro T. Agnew）。這是遠在衛星和即時傳播紀元之前的陳年往事；麥高文的人馬想在安格紐競選陣營安插自己的耳目，不過這個計畫從一開始就胎死腹中，因為這個點子實在不甚高明。如今，共和黨打算搜尋彈藥，準備大力反擊民主黨。

就在我拼命努力在新環境中站穩腳步的同時，生命中的陳年往事却失控地翻攪旋轉。我曉得麥高文陣營那檔子事太瘋狂了，差點成爲投機之舉。可是，如今躺在病房寫書面證詞，這件事和所有的壓力都讓我感到困惑不已。我究竟做錯了什麼事，為何要接受這種懲罰？

情緒的大砲全開，轟隆作響。我感到跼促不安，可是趴在醫院病床上的我，根本無路可躲。我身上插滿了管子，不可能衝向逃生門，更甭想奪門而出、尖叫著逃向遠方。我被自己困住了。每當我清醒的時候——至少在意識清明的時刻——這樣的念頭總會閃過我的腦海。大多數時候，我就只能躺在那兒，任由超高濃度的類固醇、高劑量的止痛藥還有各種附加藥物，送我進入夢鄉。

嘿，等一下，我在腦中低吼。別鬧了，我今年才二十五歲，我不需要這些綁手綁腳的玩意兒。我想離開這裡。別這麼急，現實回了一句。

我終於出院時，渾身抖個不停，因為我氣急敗壞。憤怒的情緒對我來說還很陌生。就在上一季，我對網球的熱情俱失，變得灰心氣餒，那時我還沒被告知得了MS。也就是那段時間我才注意到，憤怒的情緒在我心頭萌芽。我已經無法好好打球了，當然火冒三丈。等到診斷確定後，我就完全不碰網球了。

我很懊惱自己從此無法再打網球，所以後來我總告訴朋友們，多發性硬化症之所以降臨在我頭上，完全是因為我過去的行為太幼稚了；不是一不高興就任性扔下球拍不玩了，就是孩子氣似地在球場上爭強好勝。我打球充滿攻擊性，一味追求庸俗定義下的勝利；發病以前，我一心想要這麼過日子。年少時我誤解了運動精神，孰料眞正的運動精神日後竟成爲我這一生的最佳寫照。

憤怒變成了我的人生旅程的新夥伴，如影隨形，緊跟在後，始終不肯離去。出院時我的怒火像炸藥；我對任何會動的東西——擋住我的汽車，跟我擦身而過的人——都惡言相向。有一天，我開車送一個朋友去聯合車站。我的右眼仍然不太管用，我只能費勁地想看透眼前的一片模糊。對我來說，汽車代表我的行動自由；想到將來可能永遠無法開車，我便感到恐懼與絕望。

我把好友的臨別禮物丟入行李箱，彎身時注意到一個打開的盒子裡有三個酒杯，說時遲那時快，我的頭就這樣撞上了行李箱蓋的邊角。酒杯立刻被撞破，碎片四散。我的咆哮終於潰堤而出：經過了六個月的惶惶不安，我終於承認自己生了大病。

過去我心高氣傲，壯志凌雲；而夢想的年代顯然該畫上句點了。我不再把自己看成人生電影中那個闖蕩江湖的英雄，像厄羅・佛林（Errol Flynn）飾演的海盜一樣。男人都有個毛病，我們始終忘不了自己曾經是個小男孩；而小男孩在被迫長大、走出腦海中的戲院回到現實的家以前，總是把自己的人生看成五光十色的精采電影。

可是，我今後要面對的現實又是什麼呢？我不怎麼熱衷地去拜訪了幾位專家，尋求建議，看看我能做些什麼。他們說的都是些老生常談，強調未來仍然充滿希望。當醫師把希望放在未來時，就表示他們不怎麼看好現在。我打定主意，任何用「將來有一天」作開頭的句子都沒必要去聽。

後來，我的神經科醫師推薦了一本小書，那是華盛頓州塔科馬（Tacoma）的聖約瑟夫醫院的前主任所寫的，他是治療多發性硬化症的專家。這家診所在一九五九年結束營業，我不難猜出原因。一九六二年出版的這本《盡全力與多發性硬化症共存》（*Living at Your Best with Multiple Sclerosis*），書的一開頭寫著：「給受苦者的信條」。「我求主賜給我力量，」歌誦正面心態的頌歌說道：「讓我學會謙卑的服從。」把努力承受MS的折磨，當作對教會的進貢，以此彰顯神的力量，可真是有效啊！

書中接著提供三個簡單的步驟來應付多發性硬化症所引發的嚴重問題。第一章建議受苦的人「採用三個簡單的情緒『急救』方法：(1)做幾次深呼吸；(2)暫時不要說話；(3)保持微笑」。對不起，誰笑得出來？

我竊笑一番後，心頭浮現出一個比較審慎的念頭：正面的心態是力量的泉源，有辦法左右疾病的發展，我們可不能隨便拋棄它。我曉得，光是嗅嗅花朵，想點愉快的念頭，還不足以帶給我們健康，可是保持堅強的意志，維持正面的價值觀，卻有可能帶來健康。我的小木筏現在漂浮在波濤洶湧的海面上，很難抓穩，但這是我僅有的家當了。直覺告訴我，不管我的身體要走上哪條迂迴小路，我曉得對我的健康來說，我的心理狀態也同等重要。

我對診斷結果的否認已經轉化成拒絕被身體的缺陷所限制，我決心不讓自己的人生方向偏離軌道。我現在的任務是保住性命，並適應這充滿威脅性的新情勢。我眼前的道路變得更單純，儘管身體各部位的功能正好相反。承認自己病了，努力控制心情，不必知道太多，保有否認的特權，珍惜當下，並且充分利用這不盡圓滿的人生。這個策略可說是把老式的駝鳥心態加以改良：我把頭垂得低低的，努力直視前方，儘管我的眼睛看出去的鏡頭已經破裂。

一九七三年變成接下來三十年的序曲，我學會了有關克服困境以及和威脅性疾病共存的第一課。毫無根據地相信一切都在自己的掌握之中，其實是件蠢事。看不見事實雖然讓我放慢腳步，那些虛構的想像卻使上坡路更加陡峭。我再也不曉得該如何看待自己了，因為感覺上生大病似乎是我的錯，我被懲罰了。那雖然是個幼稚的反應，可是我心裡的確是這麼想的。

我對自己有個新的看法，那就是我已經衰敗退化，這深深傷了我的自尊心。我覺得自己被欺騙、被打敗了，而且亟需復原。重新爬起來的過程只能從內心開始。對我來說，適應生病的事實似乎是私密的事，也是一場孤獨的追尋。然而，只要向外看去，我便看見兩個堅強的靈魂：祖母和家父，他們也同樣在跟神經性疾病的夢魘奮鬥。我並沒有刻意把他們視為角色楷模，可是他們的確值得我效法。

3 家族戰爭

新聞界有句老話說：有什麼就登什麼。截稿時間是不等人的，不會為了等一篇十全十美的文章而往後延。時間是一九七四年，眼前既然看不見完美的解決辦法，我只好硬著頭皮繼續前進，趕上我自己該有的進度。我最害怕的一年結束了，時間已經過去，失去的也要不回來，我的世界再度塵埃落定。這輩子我是注定非跟多發性硬化症為伍不可了，可是我仍然困惑不解，還在努力適應新的生活現狀。我注視著那些啓發我如何迎戰病魔的人：我的奶奶希莉亞，和他的長子班哲明，也就是家父。從某個角度來說，我又回到家人身邊。

希莉亞・雪德洛夫・柯恩（Celia Shedroff Cohen）是一代奇女子，早在一九三〇年代末，她就在斯克內塔第（Schenectady）的阿爾巴尼街上經營派翠西亞女裝店。她的作風強悍，性格獨立，是紐約州最早開車的女性之一。這些都是我年少時代聽來的家族傳奇故事。

柯恩奶奶特立獨行，自有定見，她在成年後戒掉了一天抽一包駱駝牌香菸的壞習慣，同時也結束了一段家裡為她安排的不如意婚姻。她才不在乎別人的看法，她曉得自己的人生需要什麼。

這個女人把自己的怪癖練到出神入化的地步。她是個寵愛小孩的母親，生了兩個兒子。她深信班哲明後來之所以會當上內科醫師，純粹是因為她懷這個兒子的時候，時常坐在墓地裡讀醫學教科書。奶奶最愛跟孫子說笑話，她總是愛甩甩頭、用她的招牌笑聲笑道：「同樣要過一輩子，何必哭哭啼啼，還不如開開心心地過！」這種樂觀精神成了她的正字標記。希莉亞奶奶每次提起我的堂兄弟姊妹，老是說「那個女孩」或「這個男孩」，其實她打從他們一出生就認得他們了。她雖然有點古怪，可是始終士氣高昂，我沒見過她心情低落。

希莉亞本人簡直就是毅力的化身，即使在不良於行後她仍然堅強如昔。她一向積極求醫，可是一直沒被診斷出罹患MS。等到醫生恍然大悟，想到原來是神經性疾病讓她不得不坐輪椅，最後還住進了療養院時，她年事已高，沒有一個醫生忍心再讓她經歷冗長又不精確的診斷過程。醫生最後當然曉得她是遭到MS的摧殘，不過我猜她始終不明白自己究竟得了什麼怪病。

希莉亞奶奶在我三十二歲那年與世長辭。那年冬天，我驚聞噩耗，搭火車趕去她安息的哈特福（Hartford）奔喪。我依稀記得，在那次前往康乃迪克州的路途中曾經想到，奶奶從來不曾淪為疾病的俘虜；她必然飽受折磨，但不知怎的，她卻超脫了疾病的束縛。我從來不曾聽她埋怨自己的身體。她很喜歡人，也很疼惜動物。有一回我去探望她，她注意到地板上的螞蟻，說什麼都不肯移動自己的輪椅，唯恐壓死一隻螞蟻。

希莉亞下定決心，絕不自怨自艾，也不傷害任何小生命，這樣的決心讓她堅強地活下去。我們在家裡常常講起奶奶的小故事，這些往事帶給我們許多歡笑；她特立獨行的怪癖，絲毫無損她留給我們如何活得優雅的身教典範。

奶奶似乎接受了自己身體的缺陷，而且活得很好。她從來不曉得自己面對的是什麼病；MS這兩個字母對她來說毫無意義。或許還是不知情地好，內心反倒安寧。我們心自問，我是否願意、甚至能不能心平氣和地調適自己？我當然必須坦然接受診斷結果，這一點重新塑造了我對這個世界的觀感。但是我也跟奶奶一樣，隨時準備迎戰。我懷疑，逆來順受算不算是一種美德？

世上有哪場戰爭算得上是睿智的？奶奶對自己的命運從來不曾怨怒以對，也不曾流露出一點悲痛的心情。奶奶的精神成為家族文化的基礎信念；這個堅強的價值系統告訴她，儘量去適應現實，堅強地活下去。家父顯然得到奶奶這套人生觀的真傳，且青出於藍。

一九三八年，阿爾巴尼醫學院每天都有必修的組織學課程，一年級的醫科新生經常要看顯微鏡。紐約州北部的十二月天十分陰冷，而我爹當時年方二十，人生對他來說有如陽光普照。大學時代已經結束，新的人生才剛剛展開。然而，好景不常，同年深秋，一個晴天霹靂的消息，即將帶來終生的奮戰，而這場奮戰將會成為日常生活的一部分，令人木然。

他永遠忘不了這一天，一個驚人的發現改變了他的一生。我們看顯微鏡時，一次只能用一隻眼睛，還得慢條斯理、講究方法。這天，胸懷大志的準醫生照常看顯微鏡，卻詫異地發現，自己有隻眼睛完全瞎掉了。

「我什麼都看不見，」老人家回想當時的情景：「前一天我還用同一隻眼睛看同一部顯微鏡，完全沒問題啊。要不是有顯微鏡，我還不曉得自己的眼睛出了問題，因為另一眼很正常，如果往前看遠方，很難發現異狀。」我說，你的腦子會自動發揮互補作用，讓你以為自己看得見。「那可是你說的。」我爹立刻接腔，還是像往常一樣超然客觀，不動半點感情。這個發現後來變成終生的痛苦折磨，可是初次面臨危機時，家父展現了他的另一項特質：處變不驚。

父親並不曉得自己的身體出了什麼差錯，醫學院的教授們一下子變成了他的醫師群，也同樣摸不著頭緒。他們以為父親的視力喪失是「心因性」的，這個醫學術語的意思是：「完全是腦子在作怪。」他們建議父親休學，因為他顯然應付不了醫學院的壓力。父親接受建議回家去，結果視力卻奇蹟似地恢復。好多年以後他才曉得，對多發性硬化症來說，一眼失明是很常見的；完全復原或是恢復部分視力，也是再平常不過的事。

醫學院的學業接近尾聲時，父親的眼睛出現雙重影像，這回他還是得不到充足的資訊，至於他經常在病房和各樓層遇見的醫師們，也無法提供任何洞見。「第二次世界大戰爆發時，我跟其他同學一樣立志從軍報國，便報名接受體檢，」父親回憶道：「我運氣不錯。幫我做檢查的是一位年輕的神經科醫師，他告訴我，我毫無疑問是得了某種神經系統方面的疾病。他說得很對。」後來父親被海軍刷下，繼續留在學校完成學業。

「你很失望嗎？」我問。當時他的同學們紛紛響應戰爭的召喚，拋下一切，穿上軍服，遠赴歐洲和太平洋去跟美國的敵人作戰。「那是個重大打擊，」老人家說：「我去做體檢的時候沒有任何病史，却被淘汰，實在很不對勁。」

這是第二次世界大戰初始的高峰期。對父親那一代年輕人來說，大部分男孩子長大後便想辦法入學，在經濟大蕭條時期仍繼續求學，往往要付出很高代價才換來成就。這些年輕人下定決心要出人頭地，而且吃盡苦頭以求實現夢想，迫使他們全力打拚，特別早熟。父親就是這樣，他曉得自己要什麼，而且全力以赴，畢竟，人生是能者出頭。幸福是掙到手了——至少在意外從天而降、顯示一切並不盡如人意之前暫時是如此。人生本來就不盡公平，家父很早就學到了這殘酷的一課，不過他並不曉得，苦日子才剛剛開始。

家父依然若無其事地過日子。他的身體狀況逐年惡化，決心却與日俱增。在我成年以後，他在人行道和樓梯上搖搖欲墜，還常常摔倒，可是他從來沒讓兒女們知道。他堅持按照自己的意思過日子，不理會其他醫師的建議。

「身體的限制越來越大時，我便逆來順受，」他輕鬆地回想：「我並沒有哭天搶地說：『天啊，我變成殘廢了。』我只是過一天算一天。」那正是克服困境過程中的關鍵所在：若無其事繼續過日子，緊閉激動的情緒大門。「我對未來沒有把握，」他說：「可是兵來將擋，水來土掩。」等事實確定後再調適自己也不遲，不要每回有點風吹草動，就做出情緒性的反應。

這種想法似乎很簡單，可惜人本來就很難以透徹的看法綜觀全局。我深信，這多半不是出自有意的選擇，而是來自內在性格和性情舉止的影響。「人不見得是有意識地作出決定，往往是潛意識的，跟個性和教養有關。」老人家補充。

對家父來說，克服困境是一個人默默努力的功課，即使在家人面前也是如此。沒人對多發性硬化症多說什麼，希莉亞奶奶更是守口如瓶。父親說：「她的身體若是有什麼地方不舒服，她從來不告訴子女。」老爹有沒有告訴自己的母親他得了MS？「喔，我並沒有告訴我的父母，」家父說：「我想，他們如果曉得我有病，那可會要了他們的命。」我的叔父亞倫（Aaron）如今高齡八十二，已經從美國商業部的經濟發展部門主管職退休。他告訴我：「你爸爸向來報喜不報憂，他寧可自己私下解決問題。」

從家父的心態舉止來看，他似乎相信：沉默是金，謹愼才是上策。他很少跟人討論自己的病情，包括結髮五十八年的妻子在內。「我當然曉得事情不對勁，」我媽回想：「我們結婚時，早就過了你爸唸醫學院時，情緒最激動、充滿懷疑的階段了，」她若有所思地停頓了一下：「多發性硬化症只是一種可能性，」她說：「不是必然性。」

等到父親在心中拼湊出謎底時，他已經習慣守口如瓶了，這個策略成了他終生奉行不渝的劇本。「他如果有什麼問題，總是自己解決了以後才讓我知道。」八十高齡的母親以平淡的口吻說著。他們的婚姻是另一個年代的事；在那個年代，男人要承擔一切，其他人都被蒙在鼓裡。

男人統治的特權讓家父居於掌舵的位置。傳統的男子漢總是默默承受一切痛苦。家裡沒有人懷疑家父的愛，家人和醫學是他的命，他用無條件的奉獻心情擁抱家人和醫學。老人家生長在另一個年代，那個時代的氛圍跟現下全然不同，所以家父的做法如今看起來頗不尋常。

「有兩個原因，」家母解釋家父的心態時說：「一個是因為他的個性本來就很低調。另一個是因為，他怕走漏消息會毀了他的事業。病人的命操在他的手上，他們可能會說：『我不能冒險。』」

「醫者自醫」，這是古希臘寓言作家伊索（Aesop）在故事中寄託的寓意。據信，生病的人是不應該醫治病人的，只有健康的人才能治癒傷口。家父的顧慮，在一個對疾病滿懷偏見與無知的世界裡，似乎並不為過。全美國那些生大病的人鐵定都躲在衣櫃裡受苦了好幾年，我們家當然也不例外！

我的診斷結果在家父自醫學院畢業三十年左右出爐，老人家略過健康上的後果不提，直指這項挑戰的核心：封鎖消息，守口如瓶。「不要告訴任何人，」他立刻奉勸我：「走漏消息對你可能不利。」我一度聽從了他的勸告。老人家的憂慮，假如不是人生智慧，至少也是經驗之談。誰都曉得大嘴巴會壞事。新聞記者和電視新聞製作人的職責，是專門負責調查和報導別人的生活，大眾如果曉得我得了這種古怪的致命疾病，可能會覺得我不可靠，那時我的前途就完了。這純粹只是為了保護自已。我當時才剛剛踏入成人世界，無力反駁他的邏輯。

後來，我走上了不同的道路。我所做的選擇，夾雜了一個雖然天真但是也比較擺脫偏見的想法，跟實事求是的判斷力。努力存活的本能和保護自己的需求仍然很強烈。最後，守口如瓶的布幕揭開，真相的舞台亮起燈火，感覺頗為溫暖。但是，我跟別人打交道時，也同時學會保護自己的心靈最深處。在他人面前揭露自己的祕密，等於是自暴其短，敞露要害，任人擺布宰割。我費了一番功夫才學會，千萬不能隨便信任別人，這是急不來的；想要吐露自己的祕密，對象還得精挑細選才行。

4 難言之隱

早上第一堂下課休息時間，研究生多半都匆匆忙忙衝過馬路，驚險地在車陣中穿梭，趕到對街的百老匯去買杯咖啡和甜點，補充精力，面對接下來漫長的一天。我選的是禮西氏牌（Reese's）的花生醬巧克力糖，這種甜膩的糖果已經變成我在哥倫比亞大學新聞學院每天不可或缺的精力餐了。我來哥倫比亞進修，一來是為了磨練新聞寫作和製作技巧，二來是因為我失業了。

被迫在醫院遊手好閒了好幾星期後，我回ABC新聞部上班，拍了一些紀錄片。一九七三年的石油禁運導致經濟衰退，影響了往後好幾年的景氣；新聞聯播網不得不裁員，我也跟著失業。沒了工作，又大病纏身，我只好悶悶不樂回學校去唸研究所，也不曉得這一步走得到底對不對。我下定決心全速衝刺，好好唸完研究所，重新挽回走下坡的事業，可是我的右眼却力有未逮，遠遠趕不上我心中急切的速度。

一九七六年晚冬，我靠著百老匯甜點補充體力，已經做好重新出發的準備。眼看著這個學年度就快結束，碩士學位也即將到手，我迫不及待想完成學業，重返真實世界的職場。那天早上，我感到身體不適，却百思不解問題究竟出在哪裡。

我站在百老匯路旁，感覺陽光特別刺眼。我不舒服地瞇著眼睛，望向遠處，等著過馬路，可是公車和汽車不斷在寬闊的大道上奔馳。

最後，車子終於放慢速度，停了下來，我抬頭看看馬路對面，準備開步走。我努力眨眨眼，想避開刺眼的強光，同時放眼尋找規律閃爍的行人指示燈，可是不論我怎麼張大眼睛，就是找不到綠燈。怎麼會不見了呢？我更用力地瞧，緊張地掃視百老匯對街，或是哥倫比亞大學主要建築旁，大雜燴似的一百一十六街上任何我認得出來的地標；然而映入眼簾的只有隱隱約約的輪廓和些許動靜。我終於恍然大悟，原來大事不妙了。

我僅存的一隻好眼睛也出問題了。自從我的右眼視力在一九七三年退化以後，我便得依賴左眼以及其他感官，帶領我在大都會驚險地穿梭，沒想到現在左眼也開始瞎了。幸好耳朵立刻接替眼睛的任務，發揮感官的互補作用，指引我努力保持平衡，東躲西閃地穿過百老匯的大馬路。

我匆匆趕回學校去，整個下午都在測試自己的視力。我發現我無法閱讀書報雜誌上任何大小的字體，無論在什麼條件下都一樣。第二天，我去哥倫比亞大學醫學中心求診，認識了一位一流的神經眼科醫師，他對我據實以言：「將來，你的視力有一半的機率會變得更糟。」

爸媽聞訊從老家趕來，媽媽在餐廳親眼目睹我把臉貼著菜單還是看不見半個字的慘狀，簡直嚇壞了，當場就哭了出來。我感到緊張不安，我們家從來不曾出現這麼情緒化的場面；同桌的還有哥哥和他的女友，他們都看傻了眼，直直地盯著前方。

家父首先打破沉默，勸大家保持鎮定。「總會有轉機的。情況還會有變化，反正不是變糟，就是變好，」老人家說：「這種病就是這樣。」我得回頭重新認識MS這檔子事。

我再度感到麻木，什麼感覺都沒有，好像有個斷電器把我關閉了，我甚至不覺得自己是個受害者。管他的，我心想，即使看不清楚，我仍然必須面對前方。我發誓絕對不讓這個問題影響自己——這個想法荒謬到家，因為我早就深深受到影響了。到了學期結束前，我已經接近全盲。

我逐漸失去的視力帶給我一個充滿幻象的世界，連現實也不得不低頭。我拚命猜測自己究竟看到了什麼，並且努力去理解我以為自己所看見的事物的意義。眼前的景象會根據光線和距離而改變；好比一條趴在地板上的德國牧羊犬，等我走近一看可能會變成軍用行李箱。

我的雙眼就這麼一再使我吃驚不已。有天傍晚，我坐在友人客廳的台階上，突然注意到周圍的世界有動靜，眼角彷彿瞥見了什麼。我向右一瞥，快速掃視屋內，看看究竟是哪個不速之客闖進來了。可是，屋內空無一人。然後我就看到了。我隨即跪了下來，彎身瞧著一隻螞蟻爬過房間。我的眼角看得見這個小傢伙的事實，給我重重一擊，因為我瞧不見眼前的一切。我很快就明白，我的世界已然走樣。

唯一歷歷在目的是：我已經看不見了。我看得到而且的的確確感覺得到，包圍著我的視覺障礙，逐漸困住了我。有時候，我會被一股強烈的幽閉恐懼症籠罩，彷彿四周的牆都逐漸朝我圍攏過來。直到如今，我還是有這種感覺。

我周圍盡是變幻莫測的影像：遠處的古怪形狀，飛馳而過的車輛，或是突然從霧中現身的人們。我受損的視力迷失了方向，我渴望突破那道藩籬；這種感覺對我來說相當陌生。當我坐下休息，眺望窗外，凝視遠方時，許多小事物飛快地消逝。我連電影都沒法兒看了；銀幕如同生活中或遠或近的一切事物，變成一幅幅印象派的繪畫，模糊無形。這幅畫始終擱在畫架上，不曾取下。

我的事業彷彿也成了過往的回憶。我是個電視新聞製作人，視覺媒體曾經是我一展抱負的天地。這是我第三度跌到谷底，我想。我都看不見了，如何揀選電視畫面呢？新聞工作的本質就是揀選人生和這個世界。如今我連如何完成研究所學業都成了問題，我過去的人生已經一去不復返了。

我焦躁恐懼，忐忑難安，我想我必須告訴哥倫比亞大學裡的某個人；即使如此一來，我等於跟柯恩家守口如瓶、沉默是金的家風宣戰。問題是，哪個人值得我信賴呢？

後來我選定開「媒體與社會」課程的佛瑞德·W·傅藍德利（Fred W. Friendly），他是哥倫比亞廣播電視台（CBS）前任總經理，也是美國廣播和電視新聞界出色的名主持人愛德華·莫若（Edward R. Murrow）的製作人兼老友，這位老師喜怒無常，又愛說大話，常把我嚇得半死。佛瑞德從來不許學生找藉口遲交作業。「不要告訴我你們遇到什麼麻煩事，」他總是如此怒斥偷懶的學生。我可不想偷懶，我只是想找個辦法解決這團難題。我不期待佛瑞德會同情我，這不是我關心的重點；再多的嬌寵縱容也無法挽回我的視力。佛瑞德從不說廢話，擁有過人的直覺和生存技巧；這種人的率直指引，恰好是我最需要的。於是我鼓起勇氣，硬著頭皮去見佛瑞德。

傅藍德利教授果然是個高明的新聞記者，聽完我對自己罹患怪疾的陳述後，他堅持要親自跟我的神經科醫師說話，聽聽他的說法。他甚至不肯讓我把醫師的電話號碼留給他，而要親自去找對方，免得我從中搞鬼。這個人懂得善盡新聞記者查證的職責。

等佛瑞德見了醫師，明白我說的是實情後，他便開始教導我新聞以外的人生課程。首先，他讓我曉得他是真的關心我，沒有幾個醫師願意像他這樣付出關懷。佛瑞德說他很同情我，同時也告訴我，他如何克服自己的困境與難題。我聽了頗感驚訝，但是他的話語讓我感到溫暖與安慰。

在那一刻，佛瑞德顯得溫煦和善。他曉得我飽受創傷，十分脆弱；他察覺到我需要的不只是如何度過最後一個學年度，並拿到碩士學位的建議而已——那個部分反倒容易解決。我在他的辦公室坐了許久，靜靜聽他說起前妻罹患某種十分擾人的心理疾病。佛瑞德用亦師亦友的口吻，談到她住進精神療養院的細節，以及這件事對他的家庭所造成的衝擊。

本來，佛瑞德沒有必要告訴我這些私事，但他對我如此竭誠相待不是沒有原因的。他跟我分享他所承受的痛苦折磨，還告訴我他如何學會去設法解決這些難題，這麼做完全是以身作則，用他自己的生命故事來激勵我。佛瑞德是在告訴我，我並不孤單。他也是在開導我，跟別人談自己的難題是無傷的。

「誠實以對，」佛瑞德勸我：「開誠布公地說出來。」他奉勸我，坦白告訴未來的雇主我的身體狀況，這麼做才是高尚正直的。「反正他們早晚會發現真相，」他說：「還不如由你親口告訴他們比較好。」佛瑞德也告誡我，我必須比其他競爭者表現得更好，做個更出色的電視新聞製作人，才能彌補身體的缺陷。

「我看過你的作品，」佛瑞德傾身向前說道：「坦白說，你還不夠出色。」他是實話實說。這話雖然出於善意，還是很傷人。然而我已經無法回頭；我已經走了這麼遠的路，爬上這麼高的山頭，一時之間是不可能臨時轉換跑道的。我牢牢記住佛瑞德的勸告。我相信，佛瑞德是想要保護我，怕我將來大失所望，也怕我受到就業市場的殘酷傷害，同時也是信守他自己對誠實的呼籲。幾十年過去了，我相信他當時覺得，坦承相告是個恰當的做法；因為我鐵定會被市場徹底擊敗、生吞活剝。

長年以來，佛瑞德建立了一個傳統，把最優秀的研究生推薦給哥倫比亞電視台新聞部，為他們找出路。因他的推薦而順利進入新聞界的名單洋洋灑灑一大串，可是他無意舉薦我；這早在我意料之中。我明白，佛瑞德認為我該徹底死心，離開這一行。他很清楚新聞界主管沒有耐心理會員工的個人難題，天曉得他自己管理哥倫比亞電視台的時候絕非如此。我面對病魔的信條已經改成「絕不放棄」，雖然我知道佛瑞德是想保護我。去他的佛瑞德・傅蘭德利，我心想。我決定勇往直前。

在研究所學業接近尾聲時，我得到一個機會去應徵美國國家廣播公司（NBC）的《晚間新聞》（*Nightly News*）。那年年初NBC的執行製作人曾表示，等我畢業後可以去見他，言下之意幾乎是答應要給我一份工作。我準備向他說實話。

《晚間新聞》的新聞室位於洛克斐勒中心四樓，俯瞰著溜冰場；每年聖誕節，這兒都會豎立起舉世聞名的聖誕樹。這位執行製作人告訴我，華府和洛杉磯都有職缺，這兩個空缺他都願意認真考慮我。然後，我告訴他我的病情。起初他沒說什麼，只是直挺挺地坐在那兒，拉拉自己的領結。過一會兒他的背部突然變得僵硬，我覺得我好像聽到了喀嚓一聲，接著他眼中的光芒就熄滅了。「我必須好好考慮一下，」他說：「我再跟你聯絡。」後來，我始終沒有他的消息。

就在那一刻，我當場學到了寶貴的一課——誠實絕不是上上之策。對自己的健康問題直言不諱，只有在學術殿堂內才行得通，在電影中或許也還行，可是並不適合現實社會。時值不景氣的年代，競爭激烈的新聞業正處於歷史的關鍵時刻，沒有多少空間可以公平對待重大疾病。在這個金錢至上的世界裡，有嚴重毛病的人是職場上的弱者。只有在毫無利害糾葛時，人們才會講求濟弱扶傾的道德。新聞工作雖然崇尚誠實，可是誠實的代價卻讓人失去自由。

「千萬不要告訴任何人，」家父說得沒錯。誠實雖然迷人，可是我長大了，不再相信那一套；我的目標是儘量保持含糊不清，令人費解。在我心裡，誠實原則已經轉化為消極說謊策略。我回公共電視去做《麥克尼爾／樂若報導》（*The MacNeil/Lehrer Report*）節目。

下決心不提ＭＳ，隱瞞病情，純粹出於自衛，可是我也為此付出了相當大的代價：沉默不語削弱了我適應疾病的能力，有所隱瞞讓我覺得自己好卑鄙，彷彿做錯了什麼似的。我的內心深處一片漆黑，藏在那兒的祕密只會越來越黑暗。我始終甩不開那種應該受到譴責的罪惡感。

守口如瓶的作法深深困擾著我。我給自己定下誠實的規則；怎樣算太過火，怎樣才是可以允許的。在就業市場裡，人人都像人質一樣，任人宰割，我可不能冒險。永遠不要以為他人都會理所當然地保持開放的心胸。不過，在我的私生活裡，誠實是必要的，只是分成各種不同的等級。

「柯恩，你為什麼看不清楚？」「你的視力有什麼毛病？」「你好像蝙蝠一樣瞎了。」初出茅廬的新聞記者就是這麼伶牙俐齒。假如哥大有同學提出這樣無聊的問題，似乎就等於其他人都有相同的疑問。我慣用的藉口就足夠應付了：「我眼睛不好。」就這樣，眼睛不好。「喔，好吧。」對方通常不會進一步追問，這顯示他們缺乏真正的關心。所以我不由得懷疑，既然如此，他們當初又何必問呢？

假如人們真的想知道，總是有辦法找出真相的始末。我有許多至交好友都在新聞圈工作，大家都曉得新聞記者是守不住祕密的。我把消息透漏給一群精挑細選的對象。我的理論是，假如這個祕密夠聳動，那麼得知祕密的人肯定會告訴另一個人；就這麼一個。問題是誰都守不住祕密，那個人當然會再告訴另一個人。用這種方式推算，不用多久，全城的人就都曉得發生什麼事了。

在不久的將來，我怪病纏身的消息遲早會傳開來，甚至令我措手不及。我愈來愈憤世嫉俗。在我的腦海深處，我默默地向生命中的其他人挑戰，看看他們會不會離我而去。喬依絲早就逃之夭夭，跟我分道揚鑣了。眼下的處境委實不好過。

其他人則莫名其妙地聽到了消息。當我違背家父的叮嚀，告訴兒時玩伴安迪後，他立刻說他媽媽早就曉得我的健康出了問題。另外一個教訓是：在彼此關懷的小團體中是沒有祕密可言的。我們只是假裝對自己的生命實情擁有獨家權利，以便向自己保證，命運仍然掌握在自己手中。

一九七六年總統大選，公共電視負責轉播兩位候選人福特（Gerald Ford）與卡特（Jimmy Carter）的辯論會。我到辯論會所在地費城訪問選民，並挑選觀眾到攝影棚跟麥克尼爾及樂若一起觀賞辯論會，參與專題討論。我在見證歷史時刻的費城中央城市轄區（Center City）

攔下一位路過的中年婦女。

這位性情愉悅的女士既聰明又有主見，是個再合適不過的電視節目來賓，我當場決定邀請她加入我們的行列。「要花多久時間？」她問。

「喔，會進行一整晚，」我回答：「至少要三、四個鐘頭。」婦人愣了一下，接著後退了一步。「不行，」她輕聲說道。我看著她。「我先生得了多發性硬化症，」她告訴我：「我不能離開他身邊，不能讓他一個人獨處那麼久。」我跟著愣住了。我瞇著眼睛想把她的臉看仔細，同時也在心中思索她話中的含意。

這樣的坦然令我感到震驚。一個素昧平生的女士，竟然推心置腹地告訴我這個殘缺的陌生人，一個令人傷痛的實情。多難得呀，我心想，她怎麼會這麼做？我思索這樣坦承相告的風險，顯然完全沒有。她就這麼說出口，彷彿說真話本來就是她的第二天性，絲毫沒有半點勉強。

那個觀察給了我一個啓示。除了家人以外，我從來沒遇過任何跟MS患者相處過而且不介意談MS的人。這位婦人告訴我，他們夫妻走遍世界各地去尋找治療多發性硬化症的辦法。我心想，真希望MS從來不曾找上我，我也不必隱瞞病情。不過，她的坦率並沒有白費，我曉得自己還有很多地方該學習。我的目光想必很熱切，因為我們的談話結束後，婦人依然默默地注視著我，並未離開。

我有一股衝動想跟她分享我的祕密，想要擁抱她，向她保證我了解她的感受。可是我張開嘴卻說不出話來，我不自在的沉默令自己感到困惑。我為自己沒有跟她交心感到自責。在繁忙的街角，一點點善意就很慷慨了，然而我卻只是虛弱地微笑，下巴仍然深鎖。我能做的就只有這麼多。

我的祕密依然安然無恙。

可是，我正在脫胎換骨，究竟是否要公開病情的問題，只是散落拼圖的其中一片。對我來說，自我控制和信心才是此刻更重要的追求目標。我的力量已經削弱，必須設法讓自己堅強起來。我的眼睛變成最大的障礙，充分證明我的生命是如此脆弱。

在失明後心情起伏不定那幾個月裡，有個揮之不去的夢反覆在我腦海中映現；直到今天，這場夢境和類似的變奏版本仍然不時重現。在夢裡，我驅車走在赫德遜河上游的蜿蜒古老公路上，眼中的色彩格外鮮明：蔚藍的晴空、蒼翠的樹木、鮮豔的花朵，而這些景色在我的真實人生中已然褪色。

就在我驅車前進時，一團濃霧向我席捲而來，一下子就越來越濃，如洶湧的波濤滾滾襲來。轉瞬間，我看不見前方的道路，可是我卻猛踩油門，把車速逼近危險的邊緣。我深信自己可以開車衝出讓我目盲的迷霧，所以不斷加速，直到夢境安然無恙地結束。

在我的腦海裡，我盼望自己的眼睛還有機會再度看清楚這個世界，但這已經是不可能的事了。我必須用其他方法重新獲得生命的力量；至於我的視力，已經塵埃落定，回天乏術了。我希望把誠實和成功宛如陰與陽般，一前一後帶到生命裡來，然而這卻似乎是個遙不可及的幻想。誠實跟事業，即使不是敵人也是對手；我預料眼前還有一場漫長的苦戰要打。

5 像左巴一樣瘋狂

重大新聞是鎂光燈的焦點，這是每位年輕有為的記者都想跑的路線，而晚間新聞則是我夢寐以求但還無緣跨足的場域，然而健康問題和視力不佳，讓我不敢心存奢望。眼看著晚間新聞這個浪漫世界已經離我越來越遠了。我是看著華德・克朗凱（Walter Cronkite）的晚間新聞長大的一代；或許那群新聞菁英於我而言，終究只是螢光幕上的名人，可望而不可及。

我的專業領域向來都集中在紀錄片和實況轉播，由於沒有人脈和機緣進軍時事新聞圈，我很快就變成公共電視的一員。一九七九年春天，我坐在紐約公共電視（WNET）辦公室，閱讀《綜藝》（*Variety*）週報上刊登的一則新聞。

這篇短文提到，哥倫比亞廣播公司新聞網（CBS News）剛剛任命了一位「人才召募主任」。我還以為這種職位只會出現在足球隊，沒想到電視新聞界也跟進了。我迫不及待地把信紙插進打字機內，給這位素昧平生的陌生人寫了一封短信。我興致勃勃地在信中寫道：「我不曉得您在召募什麼，不過只要不是為軍隊召募新兵，請算我一份。」這個寫法實在愚蠢到家。我始終沒得到回音，感到有些困窘。

到了夏天，我已經把哥倫比亞新聞網的事拋諸腦後，沒想到這位神祕人士卻主動連絡上我，嚇了我一跳。他粗聲粗氣地，並沒有答應給我什麼差事，只是大嗓門地說，他私下打聽過我，然後就派我去見幾位廣播節目製作人，最後，還見了管理部門幾位衣履光鮮的決策主管。

「可別丟我的臉，」我的人才召募主任低吼：「你是我的第一人選。」

我在哥倫比亞公司繞了一圈；沒人問起半個私人問題，我也沒有提起自己的病情。到了夏末，哥倫比亞公司延聘我擔任《華德・克朗凱晚間新聞》的製作人。接獲消息時我興奮莫名：原本以為今生已經無緣得到這樣的大好機會，孰料好運終於降臨。接下來還要洽談合同，簽署例行文件——喔，對了，還得去哥倫比亞公司的紐約總部接受體檢。總部大樓外表是一層黑色石壁，被員工暱稱為「黑石」。

體檢？這真是晴天霹靂。我明白自己再度面臨困難的抉擇：到底要全盤托出我的健康問題，還是要保持沉默保護自己？我舉步維艱，再度陷入罹病者常見的被圍困心態。並不是這個世界喜歡跟我作對，這只是我自己的感覺而已。我陷入兩難：雖然打定主意要採取守口如瓶的必勝策略，卻又飽受良心譴責。猶豫之餘，我打電話給好友羅伯特・麥克尼爾。「羅賓，我到底該怎麼辦？」我哀嘆道：「你看我該不該說出來？」

他思索了一會後回答：「我認為你不應該說，什麼都不要提。」麥克尼爾勸告我：「你的沉默，」他說：「是一種正派的隱瞞。」終於有個我所敬重的人允許我撒個小謊。health（健康）和 honor（榮譽）這兩個英文字都是h開頭的，而 honor 的 h 不發音，是無聲的。（多年以後，克朗凱的執行製作人索科羅（Sanford Socolow）告訴我，我的做法是對的。

「我要說的話一點也不光彩，」他私下告訴我：「可是當初我要是知情的話，我想我大概不會錄用你。」）

我覺得自己很卑鄙，但還不算太齷齪。我所學到的新聞學都與基本的誠信及毫無隱諱有密切關係，然而我卻打算耍手段，好讓自己順利進入一家以誠信為基礎的新聞機構。這種局面真是太微妙也太困窘了。

現在，阻擋在我跟克朗凱新聞編輯室之間的最後一道關卡，就是公司的體檢。這種檢查通常不太注重細節，我猜我大概可以蒙混過關。我最擔心的是視力檢查，不過我想了個對策。我的右眼退化得遠比左眼嚴重，左眼的視力後來又恢復了一些，所以我打算用左眼重複驗兩次。究竟該怎麼做，我還不曉得。後來進行視力檢查時，我先蒙住右眼。「現在請遮住你的左眼，」護士下指令。「我剛剛已經遮過了，」我故做親暱地說。「那是我弄錯了，」她微笑著回答：「那就遮住你的右眼吧。」我當然十分樂意聽從她的指示。

我就這樣通過了體檢。

爲了進入CBS，我費了好大的勁，壓根兒無暇去想一旦進去以後，要如何承擔工作上的重責大任和體力上的挑戰。我對時事新聞這個領域毫無經驗，我在這份新職務上必須表現傑出，才華洋溢，而且必須做得比任何老練健康的製作人還要出色才行，這是我的信念。CBS的新東家早晚會得知我的病情，到那個時候，我擔心他們會用不同的標準來評估我；畢竟我是隱瞞了實情，才得到這個難得的職位，我的東家們鐵定會不高興的。更何況，這個社會十分推崇並讚頌強健的體魄，却對身心受折磨的病人避之惟恐不及。我感到心驚膽戰，惶惶不安，但這種劇烈的壓力完全是自找的。

爲了這份得來不易的新差事而慶祝一番當然是免不了的，不過歡樂的氣氛為時甚短。還有正事要忙，我的時間已經賣給他們了，幸好我的私生活還算風平浪靜。

我那段青梅竹馬的婚姻只維持了五年，就在不久前和平收場。這不是什麼大消息。我們的生活出現歧見，對未來懷抱著不同的期望，最後免不了分道揚鑣。我想要小孩，而喬依絲說她不要，問題當然無解。我們並沒有傷害彼此，也沒有逃避，更沒有惡意中傷對方。

我們只是一度錯誤地結合，結果兩個人都落得孤寂的下場。

CBS新聞網的工作雖然令我戰戰兢兢，却也棒極了。許多特派記者都是我從小看到大的，現在我天天跟他們密切合作：克朗凱和柯林伍（Charles Collingwood）以及莫伊爾（Bill Moyers）和莫德（Roger Mudd）都是我心目中的大英雄。工作令人精神振奮，沒有人知道我的祕密，我也開始懷疑這個祕密是否真的存在。我愈來愈容易否認它的存在，只消否認，否認，否認。

我是華德・克朗凱主播的《CBS晚間新聞》的製作人，我的職位讓我有權不去管其他事情。一開始我的老闆們並沒有派我出去跑新聞，他們寧可把我留在新聞編輯台和錄影帶室練功夫。晚間新聞的製作群是個組織嚴密的團體；同事們告訴我，跑新聞時製作人通常是第一個趕到現場的，早在攝影小組和特派記者抵達之前，他們就得驅車先去實地勘查。我暗忖，租車將會是個大問題，開車更是一場災難；我連駕照都沒有，幾年來都是如此。我曉得，這件事早晚會有麻煩。事先計畫後勤工作成了我不為人知的噩夢，我不時在做事前規畫，總是擔心出差錯。

最後，我終於和盤托出，把實情一五一十向老闆們稟報。在我有了安全感而且對遮遮掩掩感到厭倦以後，這一天終於到來。我心裡明白，我承擔不起讓老闆從別處得知實情的後果，還不如讓我親口告訴他們吧。反應來得比預期中強烈；主管們起先是一陣錯愕，接著陷入不安的沉默，顯然不曉得該說什麼、或做什麼。主管部門的大老闆們對這種病和它的意義當然毫無所知，所以最恰當的反應是乾脆不予理會。

後來，我才聽說，高層曾經從公司的責任義務角度討論過這個話題。我深怕老闆們把我視爲一大負擔。可是，這個重大議題不久便消失在新聞室的忙碌嘈雜聲中，變得模糊。同事們多半都沒有聽到風聲。「哎呀，你何必告訴我們呢？」這彷彿是他們沒有說出口的共同反應。我終於卸下心頭的重擔。

其實，當我不再畏懼，膽敢說出實情時，我就應該對那個實情所代表的實質內容感到害怕的。我的病是體內的定時炸彈，早就在滴答作響，可是我只顧著隱藏它的蹤影，壓根兒沒想到它所帶來的後果。我已經接近全盲——那一天很快就會到來。除此之外，我的健康狀況雖然還算良好，可是，我曉得多發性硬化症是不會按兵不動太久的。常識告訴我，我的健康和命運早晚會有所轉變。

不過，時候還沒到，我似乎還有一點時間。我繼續全速衝刺。我安慰自己，我已經跑贏這場大病。我在晚間新聞頭幾年的辛苦已經獲得回報，小兵的差事是我的專長。我負責經濟新聞，等於蹲在苦窯裡練功；還得剪接人物報導的影片，對專業技巧越來越駕輕就熟；我還負責火災、水災以及爆炸案等災難新聞，而這類影片故事向來是電視新聞的基本材料。

然後，丹．拉瑟（Dan Rather）接任主播，我的人生也從此改觀。我成為丹的製作人及好友，機會隨之而來，這時我已經準備迎接它們。因此，我否認身染惡疾的執拗與熱勁，在此刻衝抵前所未見的高度。丹位高權重，而我又是他的知己，形勢對我一片大好。我想重點倒不在權勢，而是別人看到了我的工作價值。此刻的我彷彿所向無敵，這種感覺尚未遭到緩慢進展的MS病魔挑戰。我已經展翅，準備高飛。

我的第一趟海外任務有幸採訪一則重大新聞，當時波蘭和團結工聯發起的社會運動登上了全球各大報的頭版，全世界都在看。這表示我必須進入這個動盪不安的共產國家。新聞記者在波蘭首都華沙到處被跟監騷擾。當時我的視力已經看不清楚對街的動靜，我的右側身體也越來越衰弱，而我正處於跟自己的「反畏懼症」搏鬥的階段，越怕什麼就越要去做。

簽證終於下來。我帶了護照，買了些巧克力和尼龍絲襪帶著，充當饋贈禮品，就出發前往波蘭。我身負多項任務，我的職務也有了新的意義；跟頂尖好手共事不只是我的榮幸，也讓我感到自己是個健全的人，就像他們一樣健康，任何疾病都別想阻撓我。

我搭乘夜間班機，翌日下午飛抵華沙。下機後我緊張地抓著證件去排隊，不久就見識到波蘭人見隊就排的場面。八〇年代初是個物資短缺的年代，只要看到有人排隊，波蘭人總是急急忙忙加入，先排了再問這隊伍是排來做啥的。

這時，一位穿著體面的紳士輕輕捏捏我的手臂，用急促的英國腔說：「理查，請跟我來。」他就是泰迪，後來成了我的至交好友，六年後死於癌症。泰迪出身波蘭貴族世家，在英國受教育，第二次世界大戰期間是英國皇家空軍的飛官。後來泰迪一回到華沙，立刻就被新成立的共產政府監禁，不過他終究保住一命，負責替ＣＢＳ牽線。

我並沒有跟泰迪分享心頭的祕密，可是我專注地傾聽他的祕密計畫和大難不死的故事。泰迪談起人一定要有道德勇氣，我也都聽進心坎兒裡去了。泰迪雖然和共產黨的人都很熟，還是不免遭到跟蹤和騷擾，有時甚至遭到拘留。他鼓起勇氣、下定決心要戰勝一切。這份精神鼓舞了我，使我用透徹的眼光看待自己的問題。他的人生故事教導我如何應對沉重的打擊，繼續前進。可惜泰迪竟然早走了幾年，沒能親眼目睹共產黨垮台，老天爺對他實在太不公平。

一九八一年的秋日，泰迪領著我走邊門，通過檢查關卡，把我的護照拿給他們蓋了戳記，然後就拉著我離開。我們很快驅車來到CBS新聞部的辦公室，他拿出一瓶伏特加，我們先乾了幾杯，接著又喝了好幾回。泰迪一指捂著嘴唇說：「以後再談。」然後，我們又折返機場，搭短程飛機前往格但斯克（Gdansk），當我們來到華沙機場的柏油碎石跑道，走向通往登機門的階梯時，泰迪轉身告訴我：「永遠不要在室內說話，隔牆有耳，只要牆壁聽得見你，政府就聽得見你。」

我們驅車來到進入格但斯克的蜿蜒雙線道上，轉個彎後眼前忽然從霧中浮現列寧造船廠那外形浮誇的塔樓。趨前一看，只見造船廠四周的牆壁滿是塗鴉。「上面都寫些什麼？」

我問泰迪。「上面寫的是，廣播和電視都是騙人的，」他回答。「本來廣播和電視都是應該為人民仗義執言的。」我們默默地看著一個年輕母親推著嬰兒車走過去，她的眼睛直視著前方，瞧都沒瞧旁邊一眼。

就是這兒了，宇宙的中心點就在這兒。我雖然看不清這個場景——車外和我的眼睛裡面都是霧茫茫的一片——可是我曉得它是什麼。我們正在開車經過的是一幅封面照片，我常常在《紐約時報》上看到的那種；這就是「我們正在創造歷史」的影像，就是它把我帶到波蘭來的。

我感到一切大有可為，我這一仗要對付的不是共產黨，而是我自己，我必須趁著眼睛還看得見的時候趕緊出去見識這個世界。我的神經眼科醫師一再告訴我，我的眼睛有一半的機率可能變得更糟。我已經接近看不見的邊緣，可是我還是努力瞧著我需要看的東西。我的海外冒險正如火如荼地展開，我拚命賣力前進，而且很快便義無反顧，勇往直前。

在我離開波蘭六個月後，貝魯特又向我招手。這是我第二度前往中東；第一次在我從波蘭歸來不久後便啓程。一九八二年，以色列突然跟巴勒斯坦游擊組織爆發戰爭，波及黎巴嫩南部，而且還打到了貝魯特郊區，令人大感意外。

我的同事及好友佛瑞迪（Freddie）是波多黎哥人，他是個錄影帶編輯。這一天我們在甘迺迪機場的TWA航空櫃檯排隊辦理登機手續，隊伍又臭又長，人人火氣都很大。我站在那兒緊緊抓著我那本翻得已經有點破舊的《希臘左巴》（*Zorba the Greek*），最近我又在重讀這本書。我告訴佛瑞迪，漁夫左巴認為我們都必須勇於接受生命中的挑戰。就在這時，一個黝黑的男子瞧了瞧我們的器材，注意到了CBS的標籤。「你們要上哪兒去？」他用沙啞的聲音問我們。「貝魯特。」我的好夥伴聳聳肩回答。「祝你們好運。」話一說完，這個像伙便轉身離去。我愣了一下突然驚喜地認出他來。「啊，那正是飾演左巴的影帝安東尼・昆（Anthony Quinn）。」我驚呼：「在這兒等我。」我在擁擠的機場四處搜尋左巴的蹤影，可是徒勞無功。

這是個好兆頭。左巴說適時放手，盡情生活。「人需要一點點瘋狂，」這個希臘人的話是忠告也是警告。「否則，他永遠不敢割斷繩索，讓自己自由。」是的，我現在正在做的就是割斷繩索，大膽前進，努力去活。我究竟還能走多遠、笑多久、飛多高呢？飛行途中，在我腦海裡盤旋的盡是割斷繩索、勇往直前的念頭。作者的建議既適用在一個單純的漁夫身上，也可以應用在我的海外任務上：努力過活，彷彿今天是最後一刻，沒有明天。(可以想見家母會質疑，一個成年人該不該像這樣不顧後果地冒險拼搏，去證明某些想法。我不好意思地回答：大概不應該吧。)

一抵達貝魯特，我就加入一群記者的行列，跟隨以色列軍隊沿著地中海海岸北行，進入黎巴嫩境內。我們張大了雙眼，默默地坐著。我心想，天啊，這是真的。在那一刻，我的病似乎變得微不足道了。

我們經過敘利亞的坦克車殘骸，到處是巴勒斯坦游擊隊的屍體，四周散落著他們的武器和未引爆的彈藥。我們向環繞著城市周圍的舒夫(Shuf)山區挺進，戰事就在我們眼前和四周上演，驚險萬分。在最後關頭，他們告誡我千萬不要跨越隔開貝魯特回教西區和基督教東區的那條綠色防線，因為我是猶太人，而且在交戰區雙方對死傷是不負責任的。回教戰士包括巴勒斯坦游擊隊員在內，都還是小孩子，卻個個拿著大型自動步槍。不過，我還是稍微在兩邊來回走動了一下，這條交界線顯然是整個行程中最危險的一段。學習在恐懼中存活對我來說還很新鮮，可是它卻將我帶到一個新的境界。我在中東的時候從來不曾想到病痛，因為有更重要的事情要煩惱，例如，明天是否還能活著醒來。

在那個大汗淋漓的夏天，我對自己有了更深刻的認識。二十世紀初，年輕的邱吉爾奉派前往南非採訪波爾戰爭；他在一篇報導中寫道：「沒有什麼比中彈後毫髮無傷更令人慶幸的了。」他說得對極了。我很訝異自己開始走上同樣的路；可是內心有個細小的聲音告訴我，假如我可以從黎巴嫩生還，我就有辦法對付MS。

我受損的視力常常讓我陷入險境而不自知。我有任務在身，時時活在危險邊緣，卻看不清楚。有個熾熱的午後，我和攝影小組在港口美麗的林蔭大道科尼奇（Corniche）上被阻擋下來。這條三線道的大街就在美國大使館前——翌年此地曾遭汽車炸彈攻擊。有位巴勒斯坦游擊隊員檢查了我們的文件，宣稱這些文件的順序有誤。

我過街去跟他們的帶頭者理論，心裡牢記著這些拿著大型槍械的憤怒年輕人都是殺人不眨眼的。我們的對話越來越激烈，後來他們揮手打發我回對街去。我的英國攝影小組組員不可置信地看著我，問我究竟是哪兒來的膽子，明明有那麼多槍管指著我的頭，我怎麼還敢扯著大嗓門跟他們理論？「槍？」我問：「什麼槍？」我只是一時失控，純粹是孩子氣似地放手一搏，並不打算證明什麼。我總是持續前進，不斷移動，反正以後還有足夠的時間休息。

對我來說，身為一個新聞記者，能在發生重大新聞的致命區域衝鋒陷陣，象徵著實力。在這個不公不義的世界追求真理，甚至漂洋過海，告訴人們外頭究竟發生了什麼事，賦予我權力，彌補了我所承受的生理缺陷。我做的是我天生就適合的職業。我有權利過我想過的日子——至少此刻還可以。我把死神打得滿地找牙。

幾個月後，在南返以色列的艱困旅途中，我們小心翼翼沿著地中海海岸前進，中途在波福（Beaufort）古堡暫歇——不久前以軍在一場激烈的浴血戰中，從巴勒斯坦組織手中把這座古代的十字軍要塞奪回。我們走上一座高聳的懸崖邊緣，俯瞰深入黎巴嫩邊境四十公里遠的利塔尼河，像絲帶般蜿蜒伸展。敘利亞的格蘭高地屹立在左邊，右邊是一片汪洋，我們眼前是以色列合作農場宛如百衲被般拼綴如織的錦繡河山。

我在溫暖的陽光下張開雙臂高高舉起，在那兒站了好一會兒。我的內心澎湃不已，慶幸自己終究通過了漫長的嚴酷考驗，展翅高飛，打敗了命運，登上人生的巔峰。

第二年冬天，我重返貝魯特，報導以色列軍隊的殘酷暴行。舒夫山飄著白雪，我們的採訪團隊則不時與各方人馬起衝突。我的右腿越來越不對勁，有天下午，我突然在聯合國駐守的一個崗哨前跌倒。各式各樣的自動武器，一時之間全都轉過來指向我。這件事讓我頭一回想到，時間到了，該收手了，雖然目前我還遙遙領先。

一年後，我不顧自己的直覺，前往中美洲去採訪薩爾瓦多（El Salvador）的戰事；當時我走起路來已經有點跛腳。我感覺到在薩爾瓦多人命低賤，那兒的政府軍和叛軍都無法贏得我的尊敬。在中東，至少子彈上面沒有我們的名字；在這兒，他們卻是先開槍再說。

我感到忿忿不平。如果說我在中東無視於戰爭的威脅，那麼我對自己陷身薩爾瓦多這彈丸之地卻感到氣憤難平。在這裡風險更大，而且似乎毫無價值。我究竟是為誰出生入死？這是丹・拉瑟的收視率戰爭中的其中一場戰役，而我們只是小兵。舊金山特派員約翰・布萊克史東（John Blackstone），跟我一起躲過貝魯特的槍林彈雨，如今我們又一起深入薩爾瓦多山區，遠離海灘的內陸覆蓋著累積了幾世紀的黑色火山灰。

由於有一段道路被馬克思叛軍破壞，我們只好沿著鐵軌前進。我們跟著攝影小組剛剛進入一座小村莊，突然間槍聲大作，我們方知自己身陷險境。子彈呼嘯著從我們頭頂飛過，我和約翰及攝影小組成員立刻分散開來尋找掩蔽。約翰高喊著伏身躲到一部汽車底下，我正想加入他的行列，右腿却不聽使喚應聲倒下，我只能倒在地上，翻滾到汽車後面就地掩蔽，放眼望去，四周盡是四處彈跳的子彈。「我們到底在這個鬼地方做啥？」我大叫，壓根兒忘了當初還是我自動請纓出任務的。我渴望不斷冒險，這一點讓我感到不好意思，這點自知之明我還有。

可是，我的所作所為只是為了證明自己仍是個男子漢，想得到一點小小的安慰，絕不讓疾病剝奪我任何我想獲得的經驗，或逐步折損我的男子氣概。報導戰爭新聞和挨子彈就是男子氣概的表現，不是嗎？所以我身陷這些糞坑，荒謬地經歷險境，躲在車子底下，只為了尋求挨一槍的合法性，並且希望自己不要真的中彈。這一切完全只是為了證明，假如有必要，為了實現自己的抱負，我隨時可以犧牲性命。

想到這裡，我不禁一陣心驚。冒著生命危險，讓自己出生入死，說穿了只是爲了否認自己有病。徒步跋涉中東的沙漠，或是踉蹌行過中美洲森林的矮樹叢，都證明我做得來這份差事，這當然也就表示我的身體狀況吃得消。假如我還能躲避子彈，我的健康還能糟到哪兒去呢？既然這份工作可以顯示我的特質與價值，疾病當然也就奈何不了我。

我究竟吃錯了什麼藥？一九八三年秋天，這些問題不斷折磨著我。一定還有更好的維生之道，我暗忖。我決定告別戰爭，回家把錫徽章束之高閣。我已見過世面。但我實在搞不懂，新聞界其他人為何要以躲避子彈作為終生志業？他們又為何要爭先恐後地身陷險境？我不禁感到納悶，他們究竟在逃避什麼？

孤獨地活在這個世界上的事實對我產生莫大的影響。大學畢業後短暫跟婚姻擦身而過，使我恢復單身後備感孤獨，如今我重新思考自己的獨居狀態。該成熟點了，我心想，逃避終究不是辦法，維持不了多久的。是的，我孤家寡人一個，而且十分寂寞。

6 愛在病魔肆虐時

一九八三年，我再度前往貝魯特，在飛機上度過我的三十五歲生日。我們搭乘夜間班機，在暴風雪中抵達這塊充滿悲慘與不幸的土地。不知怎的，這趟任務卻變成了一場令人心情沉重的戰地冒險。貝魯特是個令人感傷的地方，我却比它還要哀傷好幾分。我的人生走到了十字路口，我忽然感到孤寂萬分。

在這個飽受戰火蹂躪的地方，我感受到一股空虛感。城市周圍盡是白雪覆蓋的山頭；我們則被戰地的匱乏和陰鬱所圍困。眼睜睜看著人們受苦，只是我們這些新聞尖兵的一部分職責，前幾年我們還屢次親眼見證那兒的浴血戰事。我真的不懂，這一趟出差怎麼會變得如此感傷，我只曉得，這一刻我突然發現自己形單影隻，沒有妻子兒女。回家的路上，我有了一個新的想法。

我回到紐約的安靜寓所，那是河濱公園附近常見的褐色砂石建築的公寓。暖氣仍在漏氣，不斷發出嘶嘶聲，廚房的水龍頭依然滴滴答答漏著水。我默默窩在老舊的沙發裡，慶幸自己終於回到家，至少遠離了戰爭。我就這樣懶洋洋地在家裡窩了好幾天。我知道我得打電話找水電工人，還得去繳逾期未繳的帳單，最重要的是，我得好好改變自己的生活，而且是徹底地改頭換面。在那一剎那，水電工和帳單全都被我拋到腦後，我的腦海中響起了一個熟悉的聲音。

我頭一次聽到那個聲音，大約是在一年前，也就是一九八二年的春天。那天下午，我跟同事坐在曼哈頓總部的主播攝影棚，漫不經心地聽著從世界各地傳進CBS來的新聞，透過新聞室和攝影棚的揚聲器播送。我們聽到一個年輕女性以親切低沉的嗓音播報新聞。

「那是誰的聲音？」我坐起身子問。「美樂蒂·維耶拉，」同伴被我急切的打探嚇了一跳。「她是新的芝加哥特派員。」他回答。

「我要娶那個女人。」我毫不遲疑地宣布。

不過，我跟美樂蒂一直到那年年底才有機會相遇。我們倆並非一見鍾情，反倒是不吵不相識。那回，我奉派去風城芝加哥採訪伊利諾州州長的選舉新聞；這場選戰浮誇空洞，更甚於風城的風勢。此行的意外收穫是在CBS辦公室巧遇美樂蒂，當時她正裹著毛毯窩在沙發上看電視播放的卡通片。「好一個新聞工作者啊！」我走過她身邊時丟下一句：「真是令人印象深刻。」她回以一連串的咒罵，內容恕不轉述。

後來美樂蒂跑到我的編輯室來，瞄了一下就隨口批評我製作的新聞專題有瑕疵，根本不值得播放。「假如讓芝加哥人來報導芝加哥的政治新聞，內容保證更精采。」她說。

我覺得她相當迷人，而且伶牙俐齒，這兩項都是我很欣賞的真實特質，我們之間的好感與友誼由此萌生。我從貝魯特回來以後打過幾次電話給美樂蒂，不過，直到她出差來紐約時，我們之間的關係才有更進一步的發展。我們的共同朋友、夜間新聞助理邦妮居間牽線，幫我們安排了一場晚餐約會，第二天我們又一同散步，並共進晚餐，可是我們都有自己的傷心過往，心中難免有些猶豫和疑慮。

美樂蒂跟我之間有種莫名的吸引力，不久便越來越強烈。我們都過著單身生活，卻渴望有個不一樣的人生。美樂蒂剛剛結束一段感情，仍在調適心情；我自己則在看台觀望，躍躍欲試準備重新進場。我們性情相似，趣味相投，都有著敏銳的幽默感。

關鍵性的考驗很快就到來，我們聊起了我的健康狀況。

我在第二次約會就提出這個話題，因為我老早就學乖了，懂得咬緊牙根，儘早把健康議題攤開來談。趕快說實話，免得出盡洋相。試試看這個小姐會不會尖叫著逃走。誰都不難看出我的視力不佳，二十英呎外的世界在我眼中是一片霧茫茫，反正她們早晚都會問起這些；如果對方反應不佳，我還可以省下餐後甜點的費用呢。我對這種場面已經司空見慣。曾有個女人嚇得逃之夭夭，彷彿屁股著了火似的。她本來還對我含情脈脈，卻突然當場愣住，急著尋找逃生出口。

「你聽過多發性硬化症嗎？」我問，可是美樂蒂毫無反應。「你曉得MS是什麼嗎？」

我又問。「知道，里奇，那是一本雜誌。」她回答。她喜歡喊我的小名里奇（Rich），後來我們的感情漸入佳境後，她才正式喊我理查（Richard）。「我們可不可以認真地討論一下？」我堅持。我們果真好好討論了一番。

美樂蒂並沒有退縮，也沒有流露出不安的神情。她注視著我的眼睛，問了一些關於我的視力的問題，而我自己也沒有答案。我們幾度沉默下來，凝視遠方。「我不在乎，」她終於開口說道。「你看起來好悲傷。」她又加了一句。這些年來，她好幾次這麼說。我想我是疲倦超過悲傷，謹慎甚於疲憊。我們約會時幾度聊起我的病情，深入探討，似乎沒完沒了，欲罷不能。「面對這個問題，你必須學會容忍模糊不清。」我說。美樂蒂喜歡凡事都清楚分明，而我卻只能給她一個模糊的承諾。美樂蒂如果想跟我在一起，就不得不接受模糊，放棄明確的焦點，忍受朦朦朧朧。

我能說的話都一再重複了，我還能說什麼呢？除了視力受損以外，最強烈的暴風雨尚未來襲。我們也談到了將來可能會發生的後果。「最壞的情況是什麼？」她問過我一次。「MS可能會要了我的命。」美樂蒂愣了一下。「好，這是不會發生的，」她宣布。「接下來還有什麼？」

美樂蒂似乎從我的話語得到暗示，她不斷提出各種假設性的後果。「你會失明嗎？」美樂蒂問。「有可能。」對於這個回答她並不在意，只是聳聳肩。「你想你會不會坐輪椅？」這下子換我愣住了。「有可能嗎？」我反問自己。「大概吧，至於我認為會不會發生？我想不會。」我們的日子就這樣過下去。

祖母晚年在輪椅上度過餘生，但是家父到目前為止還走得好好的。跟MS奮鬥十年來，我早就下定決心，一定要保住走路的能力。這當然是一廂情願的想法，可是對我來說十分有效，看來美樂蒂也被我說服了。我們之間關於這場病的對話似乎都帶著「萬一……那又怎樣？」的意味。我有種不安的感覺，老覺得美樂蒂把我的回答當耳邊風，剛從這一耳進去，隨即就從另一耳出來了。

對我來說，這件事非同小可。我要美樂蒂明白，她加入的是怎樣的戰局。跟我一起生活可不是件輕鬆容易的事；門口有個輪椅止步區，並不代表別的嚴重問題就不會上門。MS是漸進性的疾病，我現在已經接近全盲，符合「法定盲人」的條件了；我曉得總有一天

「法定」這個字眼會變得多餘。

坦誠相告才是男子漢所當爲；這攸關個人榮辱，還帶點自我保護的意味。我想人們其實並不曉得，面對真正的壓力時，人心會出現什麼樣的反應。我們必須接受人心軟弱的事實。我連下週五的晚餐都搞不定，怎能奢望美樂蒂有辦法預測漫長的未來。我們沒有特定的計畫，只有一些想法。

重要的是，我跟美樂蒂真心相愛，兩人開開心心共度美好時光。在追求成功的道路上，我們各自努力，再回到彼此身邊一起慶祝。我們就是不理會即將來臨的威脅。其實我們並不曉得未來究竟會遇到怎樣的難題。到目前爲止，我的健康似乎還不是兩個人之間的問題，因為我們的關係離許下終生還有一段距離。我們不去管日益惡化的健康狀況，總以爲那是以後的事，至少眼前還看不見斷骨殘骸。後來，美樂蒂仍然執意投入這段感情。「我曉得自己要什麼。」她後來告訴我。

她要的是一段穩定成長的感情、婚姻與家庭，我也一樣。我們倆都獻身給公司太久了；只要你的貢獻符合公司的利益，老闆當然愛死你了，但他們可不會用親密的熱吻來回報你。

我們即使和工作打得火熱、如膠似漆，到頭來仍不能孕育愛的結晶。我們都曉得，自己現有的人生錯過了很多東西。

我們終於出雙入對，成了CBS電視網公認的一對。我們運氣亨通，在工作上各有斬獲。我跟著雷根總統團隊出訪中國，回來後又接手報導一九八四年的總統大選。美樂蒂則搬到紐約來，擔任CBS黃金時段新聞雜誌節目《西五十七街》（*West 57th*）的特派員。我們想辦法找地方讓她落腳，最後決定乾脆讓她搬來跟我一起住。我們經常交換筆記，但是從未互別苗頭，我們還彼此鼓勵，相互打氣。

美樂蒂跟我同住在我的花園公寓裏（她始終忘了付房租），還同遊歐洲和加勒比海，經常開懷大笑。此外，我們當然也有過高低起伏的日子。我們倆的個性不大一樣：二十年前如此，如今還是一樣。我們面對人生的態度大不相同：我凡事都無動於衷，絕不讓任何事情影響我；美樂蒂卻事事關心，常常擔心這個操心那個，總是隨時做最壞的打算，我卻認為自己已經見識過或親身體驗過最糟的時刻了。

我很關心美樂蒂怎麼看待與多發性硬化症病患共度一生這件事，她卻絲毫不以為意，可能是因為我們的感情還沒有決定更進一步、戴上結婚戒指，所以這些憂慮似乎都還是多餘的。我對將來可能出現的最糟情況的描述與推測，在她身上完全起不了作用。她的態度顯得頗爲明智，因為我們並沒有牽扯到任何利害關係。我曉得美樂蒂並不是天性冷靜的人；葡萄牙裔和拉丁血統賦予她剛烈的性格。美樂蒂有時會像火山般突然爆發，事前完全沒有流露任何徵兆。不過只要摸熟她的脾氣就好。我過慣槍林彈雨的日子，她偶爾爆發一下也沒什麼大不了的，我只要假裝自己又回到貝魯特的戰場就行了。（如今我們年紀都大了，日子也漸趨平靜。）

相較之下，辦公室更危險也更具爆炸性；逐漸聚攏的烏雲在雷達上幾乎偵測不到，但確實存在，而且逐漸向我逼近。CBS新聞似乎一直在討好競選連任的雷根陣營，而不是為觀眾和選民服務。我感到越來越灰心而憤怒。電視台喜歡白宮提供的總統影片，真相隨之陣亡。隆納德．雷根（Ronald Reagan）是當權派的候選人，掌握大眾視聽的媒體可說是在幫他背書。我隱約感到MS的症狀在沉寂多時後又再度悄悄絕地反攻。這並不令人意外，壓力過大本來就容易發病，我覺得自己好像快垮掉了。

會議沒完沒了地開，由於我奮力抵制媚俗的報導風格，衝突一再發生。丹‧拉瑟十分不悅，他認為我們本該同舟共濟，我卻一直搖晃船身，讓大家頭痛不已。我自己也感到心煩意亂；我不滿他隨波逐流，順應上意，一味討好觀眾。

我對自己的身體狀況感到懊惱，又對工作不滿，兩種情緒糾纏在一起，讓我怒不可遏，一心想退出。而美樂蒂在《西五十七街》却一帆風順，事業蒸蒸日上。我感到落魄不堪，選擇離開。選舉結束時我的合約剛好到期。我離職時拿到很好的條件，並沒有撕破臉，但是也沒有承諾要再回來。我沒有任何計畫，沒有找張地圖就出發了，這一點真實反映了我心中莫可奈何的挫折感。我會做給他們瞧，我會奮力掙扎。對未來我並不擔心，儘快抽身才是第一要務。日子可以量入為出，反正我平時就存了一些錢，以備不時之需。美樂蒂也支持我這麼做，所以我們就一起去加勒比海的瓜達魯普（Guadeloupe）度假。我當時對未來還沒有什麼計畫。

度假回來以後，我開始寫一部不怎麼樣的電影劇本，做個自由接案的製作人。我還向哈佛大學提出申請，成為甘迺迪管理學院的政治學會特別研究員。我自願去位於麻州劍橋的哈佛沉澱省思一學期，在這個象牙塔裡找到了自己，也思索了過去和未來。

我對電視新聞的現狀仍感到憤憤不平，其實新聞界裡人人都曉得當前新聞的走向。一九八〇年代中期，新聞編輯室早就被商業壓力逼得喘不過氣來，即使正直的新聞精神還在，認真的態度也已經受到嚴重的危害。然而我卻把它看成個人的職責所在，希望這個世界用我的方式存在。或許我尋求的是掌控全局的能力，但這卻是我生命中難以掌握之物。

我對工作似乎過度投入，因為我需要用優異的工作能力來彌補身體上的缺陷，用驕傲來彌補羞愧。我總認為這些生理缺陷都是咎由自取，彷彿病痛是我應得的懲罰。怪只怪我年輕時代漫無目標，虛度生命。其實，那些都是毫無根據的自責，在法庭上是難以成立的罪名。可是MS的確讓我覺得自己力不從心，大不如人。我一直都有這種感覺，唯有讓自己出眾絕倫，才能彌補心裡的失落感。可是，在我自己選擇的新聞世界裡，完美已逐漸脫離我的掌控了。

在哈佛那段日子，我仔細檢視自己的生活以及我跟美樂蒂的感情。在放大鏡下，一切都受到質疑，包括兩人的未來在內。我們暫時分隔兩地，美樂蒂定期到劍橋來探望我，我們並不是每回都處得很融洽，但是我們深陷情網，這一點是毫無疑問的。但這是真愛嗎？愛真的存在嗎？對我來說，愛只是一時沖昏頭的感覺，它的重要性被人過度高估了，是三〇年代老掉牙電影裡的玩意兒，無法持久。

關於我們的未來，還有許多問題要解決，我們都察覺到做決定的時刻即將來臨。哈佛時期很快就要結束，接著就要進入人生的另一個階段。我們都想成家、生小孩，問題是，對方就是那另一半嗎？

我並不想重蹈上次婚姻的覆轍。在第一次婚姻中，我跟前妻始終無法針對要不要生小孩以及如何共度一生達成共識，結果兩人漸行漸遠。ＭＳ在我們短短幾年的婚姻生活中插了一腳，可是我並不清楚兩人的仳離究竟跟我的病有多少關係，我只知道疾病嚴格考驗婚姻的承諾，為兩人的關係帶來莫大壓力。

離開劍橋前，我獲邀重返ＣＢＳ新聞部，同時，由波士頓公共電視台為全國公共電視製作的叫好又叫座的《新聞前線》（*Frontline*）系列紀錄片，也邀請我加入。兩份工作各有千秋，可是我如果決定留在麻州，就等於宣告我跟美樂蒂的關係結束了。

所以，我決定回紐約去。這趟返家之路走得很輕鬆。我想長大成人，想成家，想在滿四十歲以前生小孩。這是個任性但真實的目標。我年歲漸長，已經沒有幾年光陰可蹉跎了，而且我需要一張長期的親密關係安全網。最重要的是，我對自己坦承，我真的很在乎美樂蒂。

然而，我仍然不曉得，婚姻是不是這個方程式中不可或缺的一部分——我們為什麼不能跳過婚姻這一環，直接生小孩算了？一九八五年除夕，我們在聖巴特海灘上討論這個問題，越講情緒越激動。美樂蒂相當震驚，顯然很不高興，所以我的話只說了一半就收回來了。她似乎很難過，我只好保持沉默。

多發性硬化症跟男女感情似乎無法融洽共處，至少對我來說是如此。我因為這種病而變得敏感喪氣，老是把自己的懷疑和恐懼投射在別人身上。我越是感到體內的炸彈滴答作響，就越是膽怯退縮，不敢奢望一段認真執著的感情。過去跟女人交往時，我的健康狀況始終是一大障礙。「我就是沒辦法應付這個問題。」有個女人說完站起來就走了。我又何必自取其辱？我在感情問題上對人性缺乏信賴感，始終很難放心。

不久，美樂蒂去曼谷採訪越戰期間放棄國籍自我放逐的人。我們的公寓正在重新裝潢，我只好獨自住在這段時間兩人暫居的旅館。而我重新回到CBS新聞部，這回我成為丹·拉瑟的資深製作人，負責國際新聞。我忙碌地看稿、接越洋電話、開會、剪接新聞影片，感覺上這是個全日無休的差事。美樂蒂就快回來了。一九八六年一月底，有一天，我這雙被憂慮而非被MS搞得虛弱的腿，意外地帶著我走進一家高級珠寶店。我心中盤算著究竟要搶劫，還是要買個戒指。最後我鼓起勇氣，掏出皮夾而不是武器。

不過，問題尚未解決，因為我還沒有向美樂蒂求婚。美樂蒂從泰國回來時，我帶她上館子，這回我刻意挑了一家高級餐廳。我們隨意聊起無足輕重的CBS八卦流言，說著說著還意見相左，然後時候到了。我胡言亂語，說什麼明蝦沙拉的醬汁比水還濃。「我愛你，」我說著把戒指掏出來，連自己都大吃一驚。「你願意嫁給我嗎？」

美樂蒂也嚇了一跳，卻立刻給了我一個肯定的答案。她顯然被愛沖昏頭了，還沒有清醒過來。這件事情就這麼決定了，我們從來不曾後悔。一路走來我們雖然跌跌撞撞，可是我們的承諾比金石還堅定，遠遠超過我們的預期，事實上它也必須如此堅定才行。我付了那一夜的帳單；就某種意義來說，美樂蒂却付出了她的一生。

生小孩是我們早就做好的決定，這也是我們廝守終生的理由。儘管我的家族有神經系統方面的病史，我們深信「人各有命，富貴在天」，ＭＳ不見得會傳給下一代。「早知道小孩會得多發性硬化症，我就不生了！」三十年前我被診斷出罹患多發性硬化症時，家母的話至今依然在我耳邊迴響。ＭＳ再度在這個家裡現身，讓家母相當震驚。她當場激動地高聲喊叫。婚後我再次聽到同樣的話語。「早知道小孩可能會得多發性硬化症，我就不生了！」美樂蒂在恐懼和挫折中也曾如此說道，可是我覺得這個女人不該沒有小孩。

遺傳的真相尚未可知。說得再多，我們還是無法做好應付疾病的準備。把自己不曉得的病，或是不曉得會遺傳的病，無意中傳給下一代，做父母的不只感到罪過，也飽受良心的折磨。總之，他們生了小孩，我們已經來到人世，大家姑且接受事實吧。這條命再不好過，總比沒命好吧。

這才是重點。家母告訴我，早知如此她就會放棄生小孩；這麼說等於宣告我的人生是個悲劇。這當然只是一時的哀訴；她還不如乾脆告訴我，她想免除我生存的痛苦。可是我覺得我的人生很棒，而且還長著呢。我走遍世界各地，採訪重大新聞，見證歷史發生的時刻，還愛得轟轟烈烈。我是否應該為自己感到難過？答案是否定的。

無可否認，疾病帶給我莫大的苦痛，可是我們應該綜觀全局。我的人生快樂面遠遠彌補了痛苦的這一面。說實在的，我還可以過得更快樂，可是我已經很快樂了。無論我們是否遭受否認事實的折磨，或是被那些不知所云的醫師騙得團團轉，事情都已經圓滿地過去了。一九八六年的六月是一段喜悅的時光，我們雖然無法想像自己將奔赴何方，却已經上路。

我們在新裝修好的公寓後面的中庭舉辦了一場難忘的婚禮，一位老朋友提供宴客的茶點，親人和同事都趕來道賀。那個月連續下了一整個禮拜的雨，可是婚禮當天晴空萬里，陽光燦爛。新娘子美樂蒂美麗動人，艷光四射，喜氣洋洋。那個六月天，是她這輩子空前絕後最快樂的一天。

我想，美樂蒂並不曉得自己究竟面對著怎樣的未來。可是，動者恆動，我們勇往直前，已經煞不住車了。美樂蒂一反慣有的謹慎態度，勇敢地跳進來。然而病魔確實冷酷無情。我們命中註定要共度餘生；這個劇本早就寫好了，只是還沒被展卷細讀。

7 喜爲人父

回到CBS後，我的身體立刻出問題，工作也不怎麼順心。這裡還是老樣子，跟我當初離開的時候一樣忙碌緊張。我慢慢爬回壓力鍋內，引爆了神經系統的地雷。初返紐約和CBS新聞部時，我的體能狀態極佳，幾乎完全沒有多發性硬化症的症狀，感覺相當好。可惜好日子只維持了一、兩個星期；當時我一天可以跑十幾公里，如今面對壓力和病魔雙面夾擊，我却只求勉強過關。我的體重驟減，意志消沉。

重返職場使我的健康立刻付出代價。回到拉瑟新聞團隊的第二天早晨，我一醒來便發現聲音變得沙啞微弱，說話的時候很不舒服，聽起來更糟。後來，醫師將我的失聲判定為張力障礙（dystonia），很可能跟MS有關，是神經系統面對強大壓力的結果。這是醫生的說法，至於這到底是不是什麼大問題的前兆？我不知道，也不認為有哪個醫師說得清楚。

每回神經科醫師告訴我，某些新的毛病可能跟MS有關係，我就會回頭查看自己的百寶囊。醫師斷定我得了張力障礙，其實純粹只靠臆測，根本缺乏知識基礎，實在很難教我信服。我只能聳聳肩，下定決心繼續過日子。我的聲音究竟怎麼了？我問得越多，醫師越說不出個所以然。

我知道自己已經變成著名的美國漫畫家魯碧・戈柏（Rube Goldberg）筆下的新奇機械裝置：一種毛病必然會連鎖引發另一個，因為多發性硬化症強行把壓力加諸於身體的功能系統。新症狀的出現只是早晚的事，既沒有合理的答案，也無法預測，更不曉得預後究竟會如何。跟神經科醫師說話，感覺上好像在演啞劇，只能比手畫腳，默默獨舞，沒有音樂伴奏。

多發性硬化症是個謎樣的病痛，只能治療症狀，無法真正了解起因。這是一場沒有地圖的旅程，很難預料會遇到什麼後果。既然我的宗教信仰不夠虔誠，我只能天真地相信，自己一定可以戰勝病魔，永遠保持高昂的鬥志。我告訴自己我一定會贏。

時間是一九八六年，CBS改朝換代，戴白帽的牛仔取代了捍衛正統新聞的御林軍；而這些牛仔竟是壞蛋僞裝的。這些惡棍制定底線，重設門檻，正中惟利是圖者的下懷，因為他們想要的不合理利潤，遠遠超過其他各行各業。我的沙啞聲音帶著一種威嚇的腔調，這是我刻意裝出來的，而且還運用到了極致。我希望我的咆哮可以讓我扮演我所渴望的狠腳色，在新聞編輯室內搧風點火，鼓動革命，讓重大新聞恢復應有的地位。

我幹得有聲有色，彷彿整個美東地區的人都生怕錯過了什麼而屏氣凝神，觀賞著我的精采演出。如今我才曉得，這股子自以為是的勁頭其實跟我的病情脫不了關係。我的體力雖然因為多發性硬化症而逐日衰弱，我採取強硬立場展現權威的決心卻與日俱增。我在工作上大展身手，用心理戰術來迎戰惱人的慢性病。我在新聞編輯室擊出強力安打，試圖控制一個根本無法控制的生活。

這種心態不難理解。工作上一次次的成功出擊，是一種個人的強勢貨幣，足以為我買到對未來的信心。我的好友唐恩深受克隆氏症（Crohn's）的折磨，這是消化道的一種慢性病。這些年來他病得越重，就越拚命工作。唐恩把他在全國人道基金會的資深董事職位視為終生志業，這完全拜病痛所賜。同樣地，我也把工作視為一場聖戰。

不久，我就加入戰局，為頭條新聞和人事預算力爭到底。管理階層開始裁撤上百名員工，在危急關頭，我把同志的身家性命看得遠比自己的健康還要緊，顯示我徹底否認自己身患重病。我只認同那些傷得比我還重的人，並且把他們看得比我自己還重要。或許我應該騎上白色軍馬，大家才不會注意到我已經開始跛腳。

我對電視新聞一再沉淪的怒火終於重新點燃，到了一九八七年，我已經很清楚自己根本就不該重返CBS。一九八七年三月，我盤算過公司的惡行及其所造成的災難後，提筆給《紐約時報》的讀者投書版寫了一篇文章，標題是〈媚俗之後〉。文中指控CBS總裁勞倫斯．提許（Laurence Tisch）臨時解雇員工，裁減新聞部精英，拖垮了CBS新聞。丹．拉瑟為這篇文章掛名，可是人人都曉得文章是我寫的。電視台故意把消息洩漏給各大報，純粹是為了讓主播丹・拉瑟難堪。「柯恩此舉簡直是在自殺。」當時有位副總裁如是說。

公開批評公司總裁，對他當頭棒喝，還在報紙留下白紙黑字記錄，再怎麼說都不是太聰明的作法，可是我對工作的憤懣其實是在掩飾我對疾病的惱怒。我火冒三丈，把所有外在壓力都吸納進來，並且摻入我對自己慢慢瓦解的身體的惱怒，把公司高層對新聞倫理的變節看作是衝著我個人來的。

對我來說，終點已經不遠了。一九八八年的總統大選在一九八七年底便白熱化，我自告奮勇負責政治新聞。那年十一月，有天早上我跟當時的CBS新聞部總經理史淳格（Howard Stringer）共進早餐，交心懇談，討論到即將到來的新聞大戰，並且補了一句，等大選結束我就要走人。我說，這回我將一去不復返。史淳格嘲笑我：「理查，你不會走的。」他大笑：「你永遠不會走的。」他錯了。事實上我差點撐不到投票日。

當時的副總統喬治・布希（George H. W. Bush）一心想繼雷根之後，成為白宮橢圓形辦公室的主人。從角逐共和黨總統候選人開始，一路到在愛荷華州舉行的決定提名人選的共和黨幹部會議（Iowa caucuses），布希一直是眾多候選人中的新聞焦點，因為他在極具爭議性的「伊朗軍售案經援尼加拉瓜叛軍康特拉事件」(Iran-Contra affair) 中所扮演的角色尚未釐清。《CBS夜間新聞》對所有候選人都只做人物簡介，惟獨將火力瞄準布希在「伊朗／康特拉事件」中留下的紀錄。在政治大戰的關鍵時刻，我們在夜間新聞做現場轉播，正面質問副總統，在非法販售武器給伊朗，並且拿這筆資金資助尼加拉瓜反共產黨叛軍的陰謀中，他究竟扮演什麼角色，迫使他為自己辯護。

我們針對布希的角色提出許多疑問，做了一則強勢報導，好比他究竟知道多少內情，又對雷根總統提出怎樣的建議。這則報導後面緊接著播出一場史無前例、長達九分鐘的現場訪問，是夜間新聞少有的做法。這場訪問很快就掀起喧騰一時的辯論；副總統指控我們在報導主題上誤導了他，暗指我欺騙了他。外界對於我們的做法是否正當頗有爭議。許多報章雜誌似乎聽信了副總統的說法，認為我們是蓄意佈下陷阱，請君入甕。《時代》雜誌把這起事件做成封面報導，名為〈失敗的埋伏〉。

布希的說法並不正確，我問心無愧。我對布希競選陣營十分光火，也對新聞同業感到失望，我覺得自己才是真正的受害者。這種感覺太熟悉了，發脾氣已經成了我的習慣。我確信我們對布希的訪問完全符合新聞精神，絕對站得住腳，所以不論面對任何人我都是這麼說的。我確實覺得丹‧拉瑟在訪問中犯了越界的毛病；雖然我們對這位受訪者都沒有太大的敬意，可是他不該流露出不敬的神色。我就是這麼告訴愛荷華州首府德蒙市的《登錄》（*Register*）日報的。此舉無異是自掘墳墓，而我如願以償。丹對我極不諒解，不久我便離開CBS。

其後是一段尋覓靈魂的過程，這通常發生在我每天早晨刮鬍子的時候。我斜覷著浴室的鏡子，納悶著那個目不轉睛地盯著我的人究竟是誰，工作困境與疾病的關聯終於逐漸明朗。我並非受害者，也不想變成那種人。在人生的奮鬥過程中，我最不能接受的就是受害的心態所代表的一切。我面對的挑戰是無論如何都要活下去，即使疾病毫無預警地降臨，我都要好好活著。

對著鏡子思索生命的意義，變成了一個練習，練習負起責任和面對現實。我的身體雖然有病，却還是充滿活力；我需要一個新的場域來證明我的實力。《時代》雜誌邀請我做他們的撰稿人，我即將在新的道路上重新啓程。然後，我最癡心的夢想終於有了令人驚喜的突破，可望美夢成真。在六月的某天早晨，當全美國的父親們慶祝屬於他們的節日時，美樂蒂下樓來，微笑著喊我一聲：「爹地，」她溫柔地說：「父親節快樂！」

美樂蒂有喜了，不過這並不是第一回。在我們紛紛擾擾的CBS渾沌歲月中，前三次懷孕都流產了，讓我們非常難過。美樂蒂的流產太傷了，因為這是我們倆的流產，也是我們倆的懷孕。

流產發生得太突然了。我根本還沒想到自己即將為人父，當然也不曉得如何參與其中。我默默站在一旁，驚喜地看著新生命的孕育，又驚恐地聽著微弱的心跳聲逐漸消失沉寂，卻束手無策，有生以來我從來不曾感到如此徬徨無助。妻子的流產使我淚流滿面，痛徹心扉，這跟我對工作和人生難題的反應，有如天壤之別。我這一生最期待的莫過於生兒育女了。自一九八六年開始持續了將近兩年，我們一直沒辦法順利懷孕。我們失去的寶寶不只一個；在長子出生後我們又失去了一對雙胞胎，然後問題才停止。

一九八八年夏天，我們緊張兮兮地在婦產科診所來回踱步，等待生命的聲響。當時我們已經懷孕將近三個月了，應該可以透過神奇的超音波看見、甚至聽見那個心跳聲。我們在前幾回的嘗試中，都只是短暫見識了一下小生命的健康跡象，這回將會證實一切都很正常。這一刻是決定性的關鍵時刻，令人振奮，我們終於轉運了。

班傑明‧艾德溫‧柯恩（Benjamin Edwin Cohen）在一九八九年二月張著大眼睛來到人間，模樣相當機伶。「恭喜！」隔天小兒科醫師為寶寶做過身體檢查後調侃地說：「你有個健康的三足月嬰兒。」班的脖子異於常人，出奇地強壯，一出生就可以把頭抬起來。他常常在應該就寢的時刻還精神奕奕地騎在我的肩頭，跟著我們去參加派對，有時則騎在我背上在百老匯散步，我們走到哪兒都帶著他。班會默默注視經過我們身旁的一切，無論是小狗或公車，還是哥倫比亞大學附近充滿各式異國情調的景物。

班是我跟美樂蒂大膽躍下、在婚姻之土著陸的理由，他塡滿了我們生命中的縫隙。我立刻就變了一個人，我的看法和安排事情的優先順序也跟著變得比較成熟。「我的事業似乎離我很遙遠了，」我告訴美樂蒂。「傻瓜，它當然很遠，」她回答：「現在，那只是一份工作罷了。」我當時剛剛跟比爾・莫伊爾開始製作一部跟新聞界有關的紀錄片，偶爾必須去加州出差，還要常常跑華府。可是，我過去的流浪習性不見了，我只想天天留在家裡過夜。由於美樂蒂親自哺乳，我唯一的機會是清晨五點鐘餵班喝一瓶奶。

美樂蒂說服CBS給她七個月的育嬰假，後來她始終沒有再回《西五十七街》。期待新生兒降臨的生活輕鬆有趣，可是對第一次升格作父母的人來說，壓力和失眠都是免不了的。我夜裡經常爬起來陪美樂蒂，她很喜歡當媽媽，彷彿以前就做過似的，十分嫻熟。她從來不需要我幫她照顧班，而且總是不厭其煩地提醒我。「你天生就是個好母親，」我總是如此回答：「你就算一隻手綁在背後，也有辦法照顧小孩。」

我的身分也跟著改變了。雖然班還太小，沒法喊我一聲「爹地」，但這是我最想聽的頭銜——不是新聞記者，也不是製作人，而是「爹地」。我們買了車，每逢週末假日就開車出城郊遊。我們把班抱進汽車後座的嬰兒椅中，驅車直奔我們在鄉下買的老房子。這是好幾年來，我頭一次感到萬事俱備，各就其位，也覺得自己一切正常。

可惜好景不常。不久我就開始覺得比平常更累，這教我感到詫異，因為我睡得很好，何況紀錄片最辛苦的部分尚未展開。一定有什麼地方不對勁。

「你的車速是多少?」我問美樂蒂。某個週六早晨,我們沿著赫德遜河北上出遊,一路上我的眼前都是一片霧茫茫的。「就是限速標準啊,」她回答。「我看不清楚出口標誌的綠色大看板,」我的聲調充滿不安:「到下一個出口時放慢車速看看。」我說著坐直身子,車子緩緩減速。「接近下個出口了。」美樂蒂溫柔地說。

前後的車子不多,我們徐徐前進。「天啊,我完全辨認不出看板上寫了什麼!」我結結巴巴地說。「我們究竟在哪兒?」「冷泉,」美樂蒂詫異地回答。我的視力已經穩定了十三年,不會發生這種事的,我暗自叫苦。

凡事雖然都不對勁,可是我的生活却難得如此美滿啊!我的心中閃過一個又一個不停追逐的念頭:我找到了家庭來作為我的宗教信仰,也正在為此付出代價:我放棄工作,換來了一個小孩——或許應該說,是拿我的事業換來的——好事難免不受到懲罰。我全心全意愛著班,這是我升格成為父親的洗禮。我們的生活難得如此寧靜,如今這份安寧却即將化為泡影。我們建立了一個甜蜜的家庭,好不容易才安定下來,這艘船終於平穩了,如今卻……我感到一股怒氣油然而升。

神經眼科醫師確認我再度喪失視力，又打發我去看另一個神經科醫師，這位醫師下令要我做磁振造影檢查。結果證實我原本就過度緊繃的腦子又有了新的毛病，不得不再度入院。臨上醫院前，我去第十三頻道公共電視台，向比爾・莫伊爾報告了我的情況。比爾本來並不曉得我得了MS，因為我不喜歡告訴人們我生病的事；他們聽了以後總是大表震驚，完全不曉得該說什麼才好，所以我只好自言自語，有時候還得唱獨角戲。大部分人都無言以對，可是比爾跟他們不同。「理查，最重要的是你的健康，」他鎮定地說：「不是這部紀錄片。這不過是個電視節目而已，沒什麼大不了，別忘了這一點。」我微微一笑。「我會回來的，」我告訴他。

我就這樣進了醫院，開始吊點滴，接受超強的類固醇治療。這是科學怪人發明的療法；好好的一個人進醫院接受密集的類固醇療法，出院時個個都變成瘋子。我在醫院待了兩星期，逐步減少口服藥，戒掉這個毒品。類固醇讓我變得肥胖瘋狂，心情起伏不定，一下子覺得很舒服，轉瞬間却又急轉直下，沮喪不已。這種變化跟過馬路一樣快速，可是現在我連過馬路都驚險萬分。我努力克服困境，想用平常心來看待這種充滿威脅性的變化，却根本做不到。我焦慮得要抓狂。到了一九八九年夏末，我足足胖了四十磅，只有「悽慘」二字足以形容。

我感到前所未有的絕望。持續不斷的虛弱感迫使我遠離健身房，體重始終下不來，我的自我形象因而深受打擊。我不斷提醒自己，必須看開點，繼續過日子，可是自我對話起不了什麼作用。班和美樂蒂成了我唯一的快樂泉源。

有一回去鄉下度週末時，我的病情陷入谷底。由於整夜失眠，我只好下樓看書，沒想到天剛亮時却開始頭疼。我沒有多想，只到廚房吃了顆阿斯匹靈，就回來繼續看書，可是頭痛越來越劇烈，還隱隱抽痛，我開始感到不安。疼痛對我來說是個全新的經驗。我爬上樓回臥房去，躺在美樂蒂的身旁，努力放鬆自己，可是却越來越緊張。

疼痛對多發性硬化症來說十分少見，這種慢性病的特色通常是疼痛的相反，那就是失去感覺。到目前為止，麻木已經時常跟我為伍。這種新的痛楚把我重重摔下，它到底是打哪兒來的？我躺在床上，覺得好像有人拿了一把匕首在我的腦袋裡用力扭轉，美樂蒂被我的痛苦呻吟吵醒。「我頭痛欲裂。」我大叫。疼痛實在太劇烈了，我已經快要忍不住了。「我得打電話給醫師，」我心中並沒有特別的人選。神經科醫師在清晨六點半回電時，我已經淚流滿面。「到哥倫比亞醫院去，」他下達指示：「你不是個隨便喊疼的人，我曉得這是真的，我現在就去醫院等你。」我們眼前還有兩小時車程，所以把班放進後座後，就立刻啓程。

當我們來到紐約州的高速公路時，後座是哭得聲嘶力竭的小寶寶，前座則是歇斯底里的父親，我心中只有一個念頭：我快死了。我使出渾身解數，跟這個怪病共存了這麼久，現在最後關頭終於到來。我瘋狂地哭喊：「美樂蒂，靠邊停，」我突然尖叫：「停路邊，我快吐了。」美樂蒂連忙踩煞車，將車子拐向路肩。旅行車還來不及停穩，我就搖下車窗，探出頭去，猛地吐在窗外，這時車子才煞住。我的頭低垂在雙臂之間，毫無感覺，而劇烈的頭痛突然在瞬間消失得無影無蹤。

我的神經科醫師始終無法解釋這次像謎一般的事件。他說，聽起來很像偏頭痛，但我先前並沒有任何頭痛的病史。我寧可把這件不愉快的插曲看作一次難以解釋的事件。對我來說，現在人生已經充滿解釋不清的事了。

人生旅程的轉角處總有什麼在等著我去面對。有了妻小後，我漸漸重視責任感，也很清楚人生難免有意外。我的身體有太多地方無法解釋了，這次又如何能倖免呢？

無法掌控大局的窘態一再上演，彷彿在多發性硬化症尾隨著我的這十五年來，有某種力量一直都在。沒有任何一位神經科醫師真的幫得了我，關於這一點我深信不移。他們只是把不懂的地方和自以為發生的情形記錄下來罷了，而且還一派權威地說，我的粗糙沙啞聲音多半是MS造成的。頭痛欲裂？八成也跟MS脫離不了關係。拜託！我對醫師的輕蔑如今已經不亞於我對電視圈的不屑。沒人有能耐負責，否則我還能怎麼想？下坡的路越來越陡峭難行了。

8 離開紐約，告別自由

謝天謝地，九月終於來了，空氣再度變得清澈，一九八九年悲慘熾熱的夏天總算結束了。我在驚濤駭浪中度過了這一季，MS讓我情緒屢屢失控，心理上的折磨不亞於身體所遭受的蹂躪，類固醇偏又火上加油，使我幾乎抓狂。幸好一切都已成過去，只剩下痛苦的回憶。我的身體早就跟討厭的藥物說拜拜，脫離不斷發胖和瘋狂的狀態，可是類固醇留給我的一身肥肉依然緊跟隨著我。

現在神經科醫師正在遊說我參與肉毒桿菌的臨床試驗——當年醫界尚未發現肉毒桿菌

在美容上的妙用——他們認為，肉毒桿菌可望治癒我三年前重返CBS後變得粗啞顫抖的嗓音。我只知道他們要將一根很長的針刺進我的喉嚨。

這根細細長長的針刺穿皮膚，進入我的喉嚨。「到底有完沒完啊？」當我躺在治療檯上，脖子底下墊著一個枕頭，忍不住問自己：「為什麼我要活活受這種罪？」我的意志消沉，幾乎瀕臨崩潰邊緣，只要再來一根稻草，就足以壓垮我。為什麼這種事會落在我頭上？家裡從來沒有人高聲質疑過這個問題。或許是沒有人想追問這些得不到答案的問題。那悲戚的呼喊徒然反映了自己的軟弱，不行，我不能軟弱，我必須堅強。

早年得疝氣時我就學到教訓了。那是男性十分常見的毛病，必須開刀治療。當時MS跟了我五年左右，我感到身心俱疲，居然又得了疝氣，備感腹背受敵，所以忍不住脫口抱怨。我在跟家父聊天的時候，暗示自己運氣真背，所有壞事都落在我頭上。「你的口吻聽起來像是天生的混蛋。」我爹厲聲道。我聽懂了。

注射肉毒桿菌並不痛，只有針扎進去的時候會痛一下。「以前有沒有出過意外？」我問神經科醫師。「只有一個人摔傷腳踝。」他回答：「有位女士嚇壞了，跳下診療台，結果摔傷被送進急診室。」注射開始前，這個笑話聽起來還挺好笑的。

窒息作嘔的反射作用，使得針一扎進去就從我的脖子彈出來。醫生再度拿起武器攻擊我的脖子，結果還是同樣彈出來。嘔吐是無法控制的。「真是太好玩了，」我蹙額吼道：「你還要再來一遍嗎？」穿白袍子的紅髮瘋子笑而不答，只是拚命點頭。銀色子彈再度發射，這次終於扎進去，留在該在的位置。不久我就曉得打錯劑量了，因為我的聲音完全啞掉，說話時聽不見半點聲音。

我就這麼悄然無聲地回去做公共電視的紀錄片《新聞假象》（*Illusions of News*），這是我替資深新聞人兼政治評論家比爾・莫伊爾（Bill Moyers）執導製作的。我一頭鑽進剪接室，一心一意想拯救這部影片。經過漫長的夏季，由於我一再分心，這部紀錄片已經變成一個大災難，擱在剪接室的地板上。「理查，你有個折服人心的故事，卻沒有說出來。」比爾說得沒錯，我曉得這部片子危在旦夕。

我士氣低落，因為我的健康到南方遠行，把我的信心也一起帶走了。安排紀錄片的整體結構本來就頗為棘手，加上我被MS症狀搞得不知所措，節目製作的結構問題更加顯得千頭萬緒。我接二連三跟莫伊爾開編輯會議，拚命咬嘴唇，清喉嚨，努力想說話。

可是我發不出聲音來，無力感油然而生。我的健康狀況再度掙脫我的掌心，脫韁而去；我並不是第一次碰到這種狀況，卻始終難以適應。「你說什麼？」比爾扯著嗓門：「我聽不見，你說什麼？」他灰心地甩甩頭。我幾近沉默地低語，說我會努力把影片剪接好。後製工作本來就不是最精采的部分，只是一場耐心的考驗，我想，再難的事情我都能應付。只要下定決心就足以馴服這頭怪獸，和這個教老闆傷腦筋的病人。我心想，在這種情況下，只有懷抱著非贏不可的決心我才能獲勝。

美樂蒂在CBS也面臨一大抉擇。她在《西五十七街》的表現頗獲好評，CBS新聞部的同仁都很喜歡她。有個經理級主管對她留下深刻的印象，那就是《六十分鐘》（*60 Minutes*）新聞雜誌節目的創辦人兼執行製作人唐•修威特（Don Hewitt），他邀請美樂蒂接任知名女主播黛安•索依爾（Diane Sawyer）跳槽去ABC新聞部後遺下的空缺。

美樂蒂對這個邀約感到興奮不已，可是這份差事經常要出差，讓她猶豫不決。她帶著四個月大的班去跟修威特共進午餐，商談細節，讓他看看她心中最看重的是，這個包著尿布坐在時髦高級餐廳裡的小傢伙。美樂蒂是個快樂的媽咪，任何事都別想教她放棄這個天職。兼差，或在家工作，是修威特給她的回答。他說，帶寶寶來上班，我們可以在辦公室裡擺張嬰兒床。修威特說得一派輕鬆。

事實未必如此。美樂蒂並沒有跟優柔寡斷的新老闆達成共識。修威特的承諾只有三分誠意。究竟要忠於家庭還是工作，美樂蒂始終無法在兩極間取得平衡。即使只是把班留在家裡，進辦公室去做例行工作，對她來說都夠難受的了，不得不出差時她心裡更是煎熬難耐。有一回，美樂蒂去羅馬尼亞出差一週，拍攝當地孤兒的故事，心裡頭却始終掛念家裡那個沒有媽媽照顧的小孩。雖然我在家——美樂蒂跟我早就約定好，兩人絕不同時出差——可是我無法取代她的位置。

等美樂蒂從羅馬尼亞歸來，班甚至已經不太認得她了。這是她獨自出遠門的報應。不過，我倒是享受了為人父的喜悅，愉快地度過父子共處的時光。我對自己的看法改變了，不再想念出生入死的大時代，我喜歡守著我的孩子。說不定在潛意識裡，我希望見到美樂蒂在孩子面前失寵，好讓我發揮父愛。我終於受到父愛的感召；為人父挺適合我的，什麼怪病都別想動搖我。

我終於奇蹟似地挽救了這部紀錄片，同時也恢復了嗓音——本來這兩件都是完全沒有把握的事。每天早上我都讓班坐上嬰兒車，跟我一起去離家不遠的剪接室工作。我在地板上鋪一條乾淨的床單，讓他躺在床單上玩各種玩具。我最近喪失的視力並沒有完全復元，可是我仍然看得出來班很喜歡地板，而我對這部片子也很滿意。感恩節前，《新聞假象》在公共電視播出，甚獲好評，這部紀錄片贏得了美國電視界的艾美獎（Emmy Award）與美國廣電新聞的最高榮譽皮博迪獎（George Foster Peabody Award）。

我跟MS共存至此已超過十六年。克服MS是一段長途跋涉的過程，我努力存活，同時也盡力保護家人，不讓他們受到MS的干擾。克服病魔的騷擾是日復一日的任務，如同家常便飯。與其說病情加重使我們感到苦惱，不如說我們的生活又多了新的挑戰。MS病人學會耐心等待突如其來的新症狀；心裡清楚這是遲早的事，但是並不急著受折磨。

到了一九八九年底，我走路仍然搖搖晃晃，先前的類固醇治療使我虛胖浮腫。有位在《六十分鐘》工作的朋友告訴我，加州有處溫泉療養勝地，專門安排遊客去山裡健行，走一趟回來後會餓得半死。聽起來挺吸引人的，所以我也報名參加。出發那天早上，我連走路都有困難，前往甘迺迪機場搭機時，我的右腿幾乎都快伸不直了。飛機在洛杉磯南邊一處奇特的波西米亞風格海灘降落。我跟一位親戚去海灘散步，跌倒了好幾回，幸虧沙子柔軟，我並沒有摔得太重。我這個樣子怎麼去登山？我暗忖。不過，我想問題很快就會加重或減輕，甚至消失。

這回惡化的病情開啓了我人生中的新階段。我正在跨越一條分界線，此後再也無法回頭。跟大明星費・唐娜薇（Faye Dunaway）一起去聖塔莫尼卡山區爬山感覺挺不賴的。我拖著右腿，搖搖晃晃地走著，最後終於摔進小山溝裡，跌斷了右腳。登山的同伴見我痛苦地翻滾，連忙趕來救援。

我躺在地上，瞇著眼看刺眼的陽光，只見有隻禿鷹在空中盤旋。「走開，你這個混蛋！」我大吼，我曉得自己的人生已經又轉了一個大彎。長久以來我的病情只集中在眼部，如今終於往下移到腿部了，往後還會發展到別處去。有一股異於麻木的平靜油然而生。我感覺到了，也接納了。

那次事件證明了一個悲慘的事實：一條受到MS影響而變得極度虛弱的腿，是不該也沒辦法去崎嶇不平的山區健行的。可是，我面前的人生又多半是崎嶇不平的高峰。我一心想證明自己體能健壯，不遜於他人。可是，我沒辦法換一雙腿。學會教訓的最後關頭終於到來，就像沙漠裡日正當中高掛的豔陽，我已無處可躲。

在接下來幾星期內我又摔斷了兩次腳，左腳是我背著班走在路上時摔斷的，害他跌了個四腳朝天。聖誕節前夕，我的右腳踩到一塊木柴，滑了一跤。這回班一頭栽進泥水坑裡，我在酷寒的溫度下從車庫痛苦地爬回屋裡。這次慘痛的教訓告訴我，我必須做點改變了；我不能老是心存僥倖，繼續碰運氣。

「不要再跑來跑去了，」整形外科醫師勸我：「你已經快看不見了，很難站穩腳步。你的雙腿搖搖晃晃，韌帶也拉長了，沒辦法保持平衡感。」他接著說道：「明白我的意思嗎？你的身體注定要不斷發生大災難，別再到處亂跑了！」別再跑了？說得倒輕鬆。跑步對我的人生來說是個重要有力的隱喻，我永遠無法停止奔跑，雖然我不再保持慢跑的習慣了。

我退而求其次，加入健身房會員，兩個腳踝還架著支架。跑步機上沒有風景可看，太無趣了。踩階梯機也無法像爬山一般得到充實的感受。我從此很難再次體會戶外慢跑的禪思意境，真是教人懷念不已。可是我得努力活下去，我急切地想在我的人生中保留運動的可能性，所以就任性測試體能的極限。但我的工作可就沒這麼幸運了。我參與了一項注定要失敗的計畫，那是個嚴重左傾的公共事務節目。我負責的是公共電視的一個公共議題節目，由激進派人士出資，專業才能根本使不上力。我曉得這份工作沒有前途，也知道自己走錯路了。

另一方面，我們的居家空間越來越不敷使用，因為家中成員只會越來越多。有一回，兩個男子持槍闖入我們的公寓，隔著上鎖的前門威脅要殺了我們。我和美樂蒂看著彼此，會意地點頭，是該搬家了。一九九〇年，美樂蒂跟我抱著班遷出紐約市，搬到赫德遜河上游。

獨棟住宅當然比公寓寬敞，可是屋裡有樓梯，增加了我跌倒的機會。紐約客只要跨出市區一步，就認爲自己來到鄉下。新家附近有樹林和山坡，俯瞰著赫德遜河，對我們來說算鄉間，其實只是郊區。

這次搬家是我們生活中的重大抉擇，對我和美樂蒂的關係產生深遠的影響。在大都市外面過日子比較不方便，每個重要的目的地各自分布在廣大的區域，對我來說是一大考驗，然而當初催促著搬離紐約市的人卻是我。「你這個蛋頭（conehead）①，」我的朋友馬克老喜歡這麼喊我：「你到那兒要如何生活？在城裡你需要的一切都近在咫尺，再方便不過了。你已經沒法開車，這樣一來只會增加美樂蒂的負擔。」

馬克是個通情達理的人，我痛恨這一點。「你只是個演員，」我知道他說得有理，卻還是如此回答他。「別管我。」我決心搬離紐約，絕不動搖。對於我們未來的孩子們而言，郊

①譯註：Conehead 發音和作者的姓氏 Cohen 相近。

區生活比較適合他們。何況，新環境聽起來蠻不錯的。

我又開始逞強，相信自己一定有辦法克服郊區生活的挑戰。雖然通勤往返難度很高，還會加重別人的負擔，但我覺得這項改變是對的。MS已經慢慢追上我了，可是我一定要贏。我的決心是不容忽視的。神經科醫師跟我並肩而坐，四周圍著披著白袍的新進醫師，個個神情專注。檢查室沒有旁人，在這裡醫師最大。「這個人自欺欺人，」醫師脫口而出。「我不同意，」我反擊。這個傢伙八成以為我耳聾了，竟然目中無人，又自顧自地說下去。

我故作幽默，掩飾心中的怒火。這個傢伙竟然如此輕蔑地拆解了我辛辛苦苦建立起來、用來對抗多發性硬化症無情摧殘的心理防線。神經科醫生說得當然沒錯，我確實是在自欺欺人，可是他並不了解我的心裡已經經過一番調適。我故意不理會自己的身體障礙所帶來的侷限，我曉得我對抗的是什麼。我的人生正在改變；我想跟上身體的變化，辦法就是跟**不可能**這個字眼作戰。

我的處境宛如四面楚歌，沒有幾個人能夠了解我的掙扎。在我生命裡出現的人，無論穿白袍、圍裙或刷白牛仔夾克，都異口同聲認定我自欺欺人。這項罪行很快引起回應，而且通常是負面的。「你不應該這麼做。」某年夏天，我說我要去滑雪的山區健行，有位朋友立刻大驚小怪。「你爬不到山頂的。」他向我預言。真的嗎？那又怎樣？我根本就不在乎他預期的事。

或許我會爬到半途就停下來，甚至掉頭下山。仔細想想，人們似乎對這種否認心態感到畏懼。或許他們害怕他人在艱困的時刻有能耐繼續前進，因為他們以為自己做不到。

我的難題往往是：除了跟自己的心魔搏鬥，還得同時跟他人的心魔奮戰一番。有個朋友告訴我，我的做法太過冒險；另外一個則說我不知好歹。「你太常上健身房了，」幾年前家父告訴我：「你可能把自己逼得太緊了。」有些人的關心實在很要命。

我查閱自己的心靈辭典——這本辭典由我編撰，只有我一個人讀——查閱「否認」一辭的定義。

否認【名詞】：1拒絕接受他人認定的眞理。
2樂於讓事物變得美好。

3 即使他人持相反的看法，仍相信事情終究有辦法解決。

愚蠢的否認【名詞】：在機會等於零的情況下，仍固執地相信事情終究能順利解決。

看來，我們遷出紐約市的舉動有些許否認的意味——包含好的否認和愚蠢的否認。我曉得日後的生活會有不便之處，卻刻意忽略它們可能產生的影響，好讓全家人過得更好。不料我很快就失去獨立生活的能力，成了美樂蒂的包袱。

生活在都市裡，人人都是平等的；在大街上，失明的男人和坐輪椅的婦人都有辦法在人行道上通行，保有獨立行動的自由。紐約人最愛走路，搭乘公共交通工具也同樣便捷，每個人都有辦法自己跑腿處理生活瑣事。搬到郊區後，一出門就得開車，到任何地方都有點距離。這裡是汽車的世界，偏偏我的視力不佳，無法開車。早在十五年前，開車的能力便揚長而去。

遷入新居後，美樂蒂就成了名副其實的「司機」，現在她多了一項副業：運輸業。開車接送孩子——去找同伴玩、去上小提琴課，去練習各種運動——的工作落在她肩上，而我則成了永遠的副駕駛，完全沒有機會操控方向盤。汽車前座的乘客座位成了我的另一座牢籠。

全新的生活安排和交通限制意味著角色的更換，違背傳統的分工模式後，生活失去了原有的平衡。我沒有體力分擔義務，無法開車去參加宴會，甚至不能去商店買麵包或酒。看不見等於軟弱無能，軟弱無能等於沒有男子氣概，而沒有男子氣概是男人最難忍受的。我們開什麼車，似乎就代表我們是怎樣的男人。

我並沒有讓挫折感把自己逼瘋，可是我想開車的渴望始終不曾消失。要調適心態並不容易，我早就知道搬出紐約必然會落得這種下場。當初美樂蒂並不想離開紐約，如今她卻相當自在，反而是我想回到繁華大都會。但我們並不是為了自己才選擇這種生活，這麼做完全是為了孩子。

到了一九九〇年底，美樂蒂在《六十分鐘》的工作幾乎已經到了難以承受的地步，她把所有的壓力和不快帶回家來，一下子就跟我的陰鬱情緒攪和在一起。我們並不是天底下最和樂融融的家庭。我們把自己的壓力一匙匙餵給小孩，本來就深感內疚，加上情緒低落，使廚房的氣氛雪上加霜。我們非得想辦法解決這種情形不可。

美樂蒂在《六十分鐘》的工作彈性似乎徹底消失，而且永遠消失了。在家工作？沒問題。可是當美樂蒂的辦公室空無一人時，執行製作人就急得跳腳。她人到底上哪兒去了？為什麼不在辦公室？這種做法是行不通的。美樂蒂的辦公室突然從後面被搬到前頭來，就在修威特的隔壁，方便他就近看管。這個人冷酷無情，為了懲罰美樂蒂把家庭擺在第一順位，他開始挑剔她的工作品質。

壓力有增無減，這下子美樂蒂成了二等公民。上司的故意刁難，其實一點道理也沒有，她在《六十分鐘》的報導廣受好評，電視評論家紛紛予以肯定。所有人都信賴美樂蒂，並在言語上支持她，只有執行製作人例外。當美樂蒂偶爾帶班去辦公室時，空氣中就瀰漫著一股不愉快的氣氛。辦公室的同仁私底下都戲稱班是小聖嬰，他的存在本身就跟《六十分鐘》的職場文化相牴觸。有一回，班哭哭啼啼，特派員麥克・華勒斯（Mike Wallace）從辦公室內衝出來破口大罵：「把那個該死的小鬼送走！」我以為美樂蒂八成快崩潰了，她怎麼承受得了那些老頭子在她頭頂上跳踢踏舞？

如此辛辣與毒藥般的氛圍繼續在家中瀰漫，我們都中毒頗深，連家裡養的狗都惶惶不安。空氣中瀰漫著緊張氣氛，彷彿有高壓電流通過，我們的情緒都飽受衝擊。美樂蒂成了《六十分鐘》男性白人權力結構中、那群老男孩出氣的對象；他們揮舞著權力的鞭子，對她的痛苦幸災樂禍。對修威特來說，這跟踢一條狗沒有兩樣。更慘的是，美樂蒂的壓力加重了我的MS症狀，麻木和虛弱不時來報到。

美樂蒂當然也有不是之處，誰教她堅持在一次報紙訪談中，把工作擺在小孩後面。她再三在老闆面前宣揚家庭價值，簡直是在鬥牛跟前揮舞紅巾。美樂蒂對老闆既不畢恭畢敬，也不拍他們馬屁，她根本不在乎老闆如何看待他們嚴格掌控的這一小塊世界。美樂蒂不跟他們耍手段，並且以此自豪，結果得到的是得不償失的勝利。

美樂蒂跟我吃到相同的苦頭。我們都自信滿滿，對自己的本領太有信心，以為我們有能力控制自己的世界。這一點倒不是出於無知，而是自恃過高，相信自己的方法才是最好的，最適合我們的。我們絕不退讓，明知必輸無疑還是力戰到底。美樂蒂注定要在《六十分鐘》陣亡，可是至少死得很光彩。

當美樂蒂懷了蓋博時，她並沒有立刻向五十七街上的CBS新聞部主管們報告。她有多次流產紀錄，這回風險自然也很高。婦產科醫師囑咐她不要搭飛機，同時要遠離壓力。某個週六，修威特臨時打電話來，要派她去巴黎出緊急任務，美樂蒂只好心一橫，向老闆吐露實情，結果冰河時代隨即降臨。對老闆來說，人生是星期天晚上美東七點鐘、中部標準時間六點鐘開播的新聞節目；但是對美樂蒂來說，養育小孩自然遠比跟那些老傢伙對抗來得吸引人。

美樂蒂已經做了選擇。下這個決心很輕鬆，我們頓時放下心頭的重擔。「家庭第一」這個目標相當明確。美樂蒂寧可選擇小孩也不要聲名大噪，需要極大的勇氣。這就是美樂蒂。對家庭許下的承諾，以及那份忠於自我的決心，足以幫助人度過任何緊急關頭，包括生病在內。美樂蒂永遠都守護著家人，她決定什麼對她來說最重要——家人——然後就全力以赴。

美樂蒂的困擾引起許多美國人共鳴，引發了一場關於優先順序、小孩與事業孰輕孰重的辯論。一本全國性的小型畫報封面刊登了美樂蒂和班的照片，標題吶喊著：要小寶寶還是要事業？《紐約時報》讀者投書版上也刊登了一篇討論相同議題的文章，撰稿的是同樣為人母的新聞同業琳妲・愛樂比（Linda Ellerbee），她的看法比較持平。她說，修威特當然有權要求手下的記者全力投入工作，但她也指出：「公司不見的會因為你的付出而成長，可是小孩會……我很欽佩美樂蒂・維耶拉，她為了當媽媽，不惜把事業暫時擱在一旁。」

蓋博・安東尼・柯恩（Gabriel Anthony Cohen）在一九九一年八月出世，過程艱苦異常。美樂蒂足足痛了一天一夜；陣痛從白天開始，持續到第二天破曉才結束。最後還是靠一位兩百五十磅重的麻醉師爬到產台上，用力硬是把蓋博從美樂蒂大腹便便的肚子裡擠出來。

直到今天，蓋博的個人色彩仍然相當強烈。這個小男孩心中有個我聽不到的鼓聲引領著他的步伐。蓋博跟我一樣都是三個小孩中的老二，我對他的心態全然了解。蓋博漸漸明白夾在三明治中間是什麼滋味：上面是老大，下面是老么，中間孩子有時會感到被冷落。

排行中間的老二看著老大享受特權，老么恃寵而驕，曉得自己受騙上當了。「我覺得自己好像是領養的，」好幾年前我曾如此向家父抱怨。「你是啊，」他哈哈大笑。老人家始終認為他比我更有幽默感。

蓋博出生後，美樂蒂被放逐去播報晨間新聞，我則去有線新聞網CNN製作一九九二年總統大選的候選人簡介，然後又跟我的好友坎・波德（Ken Bode）一起為CNN製作一部民主黨提名的候選人比爾・柯林頓的記錄片。（波德原本負責NBC電視網的深夜新聞和公共電視的《華盛頓一週回顧》）。我們的女兒莉莉・梅可絲（Lily Max）在總統就職大典後來到人間，也將美樂蒂帶離了晨間新聞的主播台；不久，她就永遠告別了CBS。美樂蒂對家庭價值的直覺教人感到安心。她認爲家裡每個成員都占有舉足輕重的分量，而整個家庭的重要性更是無與倫比。

任何跟慢性病奮戰的人都曉得，病患多麼希望得到家人的支持，且沒來由地害怕遭到遺棄。我們在跟大病作戰之際，都不願意也很怕成為家人的心理負擔，因為我們得到的多、付出的少。種種恐懼往往成為病患心頭的包袱。我們太盲目，常常看不見下面的事實：那就是在我們受苦的時候，我們仍然對我們所愛的人付出，即使在接受他們的愛時也是如此。

假如在我特別難受的時刻，有小孩在場，親眼目睹我正在宣洩挫折的情緒，我會趕緊用我所能想到的任何好點子，平衡小小目擊者心中的不良印象。我必須儘快讓小孩看到我比較好的一面，這幾乎已經變成一種本能了。

每回我在走廊滑跤摔下樓梯時，口中常常會忍不住咒罵道：「該死！」接著我就看到莉莉躲在客廳的角落，假裝沒瞧見我。她對這種場面已經司空見慣，但這種時候我會把她帶到鋼琴前，教她彈貝多芬的〈給愛麗絲〉，這是她正在練習的鋼琴曲。我的雙手雖然不聽使喚，可是她已經抓到竅門。我們就這麼回到生活的常軌。

我在電視圈跳來跳去足足流浪了一整年，努力整頓我的世界，並且面對這個殘酷的事實：日常生活小事對我而言變得越來越困難，越來越麻煩。我的右腿變得虛弱無力，沒辦法抬起來。假如我坐著時想翹二郎腿，就必須用雙手把右腿抬起來放在左腿上。在大街上，無力的腿往往使我沒辦法避開路邊石，或是掉到排水溝裡，不然就是在人行道的裂縫絆倒，臉朝下摔得鼻青臉腫。等到一九九四年我去福斯（Fox）公司管理有線台fx的公共事務節目時，在大街上摔得四腳朝天已經是屢見不鮮的糗事。

麻木掉的不只是我的腿而已，我連舉起手臂招呼計程車都做不到，右手更是完全沒用了。我的筆跡難以辨識，簽支票時我都只簽名字的第一個字母，因為我已經很難完整寫出全名。刷牙和刮鬍子也變成費力的差事，梳頭更是一大折磨。我不時下定決心想留鬍子，要不是臉上的毛髮已經花白，我可能早就這麼做了。可是，我留了鬍子看起來實在太像第十八任總統葛蘭特（Ulysses S. Grant），一點兒也不像我。

我漸漸把自己看成一個殘障者，而且認定自己該為此事負責。哪有人老是自揭瘡疤呢？可這卻成了我永遠不得不與之相抗的情緒模式。最教我感到難堪的莫過於這一切全都看在孩子眼裡。我已經漸漸進入一個新的階段，再也隱藏不住惡疾，也無法為自己的失態或失言辯解了，我的身上彷彿刻著兩個紅字：MS。長久以來，我的原則是：不說謊，也不隨便公開吐露實情。轉眼間，那個作法已經變得既多餘又無效。

9 當祕密攤在陽光下

我倒栽蔥向後仰摔下樓梯那一夜，小孩親眼目睹了這一幕，嚇得倒抽一口氣，只能恐慌地躲在一旁。「爹地，你沒事吧？」班在安全距離外試探性地問我。孩子們在就寢前看到了這一幕，全都嚇壞了。家裡的天大祕密，終於紙包不住火，不得不在孩子們的小床邊慢慢揭曉。

「媽，告訴我，究竟怎麼了？」班率直地問，他的意思是，別再瞞我了。班心煩意亂，還不打算直接面對我，但他以認真嚴肅的態度追問母親。三個孩子都還不滿十歲，卻飽受驚嚇。長久以來，孩子們並不知道我的健康出了問題，只曉得事情有點不對勁。人人都看得出來我的視力受損，不過我答得很巧妙，所以他們只曉得我的眼睛不好。有一回，班還笑呵呵地告訴朋友：「我爹啥都看不見。」

我們並沒有告訴孩子們任何跟MS有關的事，美樂蒂跟我都覺得，我們有義務讓他們度過無憂無慮的童年。儘管如此，他們漸漸發現，我不只是眼睛不好，因爲我太常摔跤了。

這一夜我從樓梯摔下來，我們終於不得不把事情全部攤開來，交代清楚。後來美樂蒂告訴我，她認為神祕兮兮只會給人一種不祥的預感。「該說實話了，」她回想：「孩子們都大發雷霆了。」美樂蒂一肩扛起這項任務，她把M開頭的 Multiple 這個字說出來，當時孩子們都還不認識 Sclerosis（硬化症）這個S開頭的辭彙。她心想，把病名說出來，可以讓事情變得不再神祕，同時也讓孩子們更加了解爹地。可是由於諸多因素，孩子們可能永遠都無法完成這項功課。

感覺上開誠布公是對的，孩子們都夠大了，有權利知道實情。說真話也可以讓大家卸下心裡的壓力。把疾病關在衣櫃裡對誰都沒有好處，敞開大門反而可以讓孩子們自在地跟殘缺的父親一起成長，並且證明自己仍然是健康的。我的孩子們學到了珍貴的一課，明白生理狀態的完美遠不及包容和愛心來得重要。我永遠都無法變得完美，孩子們也一樣——雖然他們的母親心裡可不是這麼想的。看來，孩子們的安全感的確來自我們的愛，他們曉得父母絕對不會對他們隱瞞任何重要大事。

對家人坦誠相告，表示我的心態也跟著改變了。我開始慢慢坦然面對外界。我在福斯有線電視台fx擔任執行製作人，攝影棚的地板散布著電纜，像蛇一般纏繞在擁擠的空間裡，我工作時常常被這些橡膠蛇絆倒，因為我的右腿就是抬不高，此外，我也常常在紐約街頭摔跤。我越來越受不了那些偽裝成新聞的娛樂節目。另一方面，我的健康也日漸惡化。我亟欲脫離電視圈和MS，但是頂多只甩得掉前者。

以電視新聞作為我的事業與使命二十五年後，我終於離開了這一行。告別既不甜美也不哀傷；我已經找不到地方可以去，也不想再去向那些不願雇用我的人求職。

比爾・莫伊爾好幾回聽我說起內心的憤怒與挫折，總搖搖頭說：「理查，你永遠離不開新聞界的。對你來說，這是一項召喚。」一項召喚！找錯對象了吧？我的彌賽亞救世情結已經終結；沒有了我，這個世界同樣還是會得救的。

我的健康瀕臨崩潰，雙腿更是搖搖欲墜，不得不做出另一個關鍵性的決定。我看是該找根枴杖了。一根枴杖，我最後的支柱！這是我自己下的決定；沒人教我去買枴杖，醫師也沒有交代過。時候到了，是我自己想通的。我在大街上和樓梯間摔倒過太多回，實在不想老是為此火冒三丈。光是維持身體的平衡對我來說都是一大考驗，我得想個辦法解決問題，而且刻不容緩。

有一天，我去西五十七街辦事，瞥見佇立在繁忙街道對面的卡內基音樂廳，當時我並沒有刻意計畫做什麼改變人生的大事。但我突然煞住腳步，原來我碰巧站在「山姆叔叔的店」門口——這家著名的枴杖兼雨傘店如今已經歇業——我站在那兒盯著偌大的櫥窗瞧，心裡靜靜盤算著，當下就打定主意，低頭推門進去。

「本店自從葛蘭特總統時代就在這兒開業了，」年邁的老闆告訴我。「你當時就在這兒工作了嗎？」我問。白髮蒼蒼的紳士微微一笑，朝我點點頭。「你想找哪種雨傘？」我一下子答不出來。「我是來找根枴杖的，」我平靜地說。「找枴杖？」他問。「難道你想要像我一樣老態龍鍾嗎？」我心想，那一天不久就會到來。

剛開始拿枴杖出門時，我覺得自己像個好出風頭的人，唯恐人人不曉得我的毛病似的。在我心裡，這根新的木頭枴杖好比一塊霓虹招牌，公開向格林威治村的居民昭告我的殘缺，讓他們大老遠就瞧個一清二楚。跟MS共同生活十三年後，我終於在這場漫長的戰鬥中棄械投降，承認自己的羸弱。

這麼做讓我徹底鬆了一口氣，如釋重負。我那些從來不曾說出口的謊言，在空氣中蒸發消散。我就是我，一切都無所謂了。我輕輕鬆鬆就可以解釋，自己為什麼要拄著枴杖走路；更重要的是，我已經不再自欺欺人，因為我已經騙不了自己或別人。矢口否認已經陪我走了這麼遠，剩下來的路程，現實會來爲我帶路。

直到我拄著枴杖以後，我才曉得外人對我的胡亂臆測錯得有多麼離譜。我受損的平衡感常讓外人誤以為我喝醉了；他們以為，我一定是一大早就拿摻了檸檬的威士忌酒配麥片當早餐，走起路來才會搖搖晃晃，東倒西歪。再加上我精神不濟時，說起話來就含糊不清，結果在世人眼中成了不折不扣的酒鬼。

有天下午，我想買瓶葡萄酒回家，結果遭到拒絕。「你看起來不太舒服，」售貨員低聲說道：「該回家休息了。」我對他的猜測感到憤怒。不僅如此，警察也經常在黃昏時分，從車站一路尾隨我上山回家，大概是以為我醉得走都走不穩，想看看我有沒有辦法安然到家。有位鄰居在足球賽上第一次看見我的枴杖，忍不住問美樂蒂是怎麼回事。答案讓她大大鬆了一口氣。「只有MS？我們以前還以為他有酗酒的毛病呢。」她坦承道。

拿枴杖確實讓我看起來老氣橫秋，可是它已經成為我的忠實伴侶，我每走一步就越加珍惜它的價值。枴杖就像我的第三隻腳，給我極大的支撐和扶持。自從我們結為一體後，已經過了七年的光陰，我出門時從來都少不了它。這根光滑、甚至可說是瀟灑體面的工具，已經成為我的一部分了；不論我上哪兒去，枴杖都會緊緊跟著我。我給自己拍張輕鬆的快照時，也一定要讓它入鏡。

我的枴杖帶著我一跛一跛地走向一個新的領悟：我終於明白，注定要逐漸惡化的疾病是不會原地踏步的；我永遠不會復原，這是千眞萬確的。我身體上的變化，以及日益退化的生理機能，讓我無法再對它置之不理。如果沒人知道，疾病等於不存在。過去這些年來，我雖然成功地活在有病與無病的邊緣，可是那個階段已經過去了。從貝魯特到北京，從華沙再到華盛頓，跑新聞那個叱吒風雲的年代已經漸漸消失，取而代之的是平凡的生活：搭乘一號地鐵去百老匯，並且衷心盼望從這個地點到下個地點之間不會意外喪生、絆倒自己，或發生其他令我難堪的意外。我決心重新取回自己的控制權，辦法就是變得務實點，好讓我卸下心裡的重擔。

剩下來的唯一祕密是，日復一日的平凡生活，對我來說變得有多困難。我並沒有自怨自艾，也不想拿這些生活瑣事來叨擾別人。我的手腳雖然變得笨拙，不過我對多發性硬化症的感受多半集中在眼部。眼睛是靈魂之窗；眼睛受到損傷，就等於動搖了生命的根本。耐心是首要之務，但要克服視力的重大損失，光靠耐心是不夠的。我必須重新調整自己對生命的期望；這是一趟費力卻必要的個人之旅，非做不可。其他感官從耳朵、手指頭到鼻子，都必須重新接受訓練，身兼數職，就像棒球史上那場漂亮的雙殺一樣：游擊手汀克斯（Joe

Tinkers）接住球以後傳給二壘手伊佛斯（Johnny Evers），伊佛斯再傳給一壘手錢斯（Frank Chance）。

日常生活的一切事物多半要仰賴視力，我每天都從眼睛破損的鏡頭中看出這個道理。早晨的紐約街道有種特殊的吸引力，當陽光灑在聳入天際的高樓上時，地面的交通流量漸增，嗆人的廢氣開始讓行人感到窒息。此時街上行人不多，商店多半也還沒有開始營業。有一天，我就在這樣的晨光中去趕赴律師的例行約會。我沿著第七大道走到卡內基音樂廳轉角，瞧見一家咖啡廳，臨時決定進去買個貝果。

我先進了廚房，看到大汗淋漓、圍著白色圍裙的師傅們正在爐子前忙碌。往左一瞥，我看到通往餐廳的大門，便邁開腳步朝大門走去。接近門口時，我瞧見有個男士正從對面朝我走來，我向左邊移動，好意讓他過去，他卻跟我走了相同的方向，我又向右移動，這個傢伙竟然也亦步亦趨。這個人顯然是紐約市那些不懷好意、專門愛找碴的傢伙，我咬緊牙根抬頭打量他，火氣跟著上來，我打算好好教訓這個混蛋一番。

我就這樣握緊拳頭，氣得渾身發抖地站在一面落地鏡子前面，跟自己的鏡像對峙，準備跟這個看來十分眼熟、還跟我穿同一件外套的傢伙，好好打一架。爐子前的師傅們都驚訝地停下手邊的工作，默默地觀賞我的演出。他們看得瞠目結舌，張大了嘴。

當我寫下自己在這座大城市的地面和地底遊歷，看起來好像一張抱怨清單似的，其實不然。這比較像一場歷險記，因為我的人生本來就是一連串的冒險。假如不承認自己必須克服某個困境，我們就無法全力以赴。我在咖啡廳廚房的獨舞只發生過一次，可是同樣的戲碼每天都在不同地方上演；這齣戲演的是視障人士上路時瞎闖亂撞的窘態。

這些意外事故跟我對自己失明的怒火與自嘲，一下子合為一體。我們這些視力有嚴重缺陷的人，常用古怪的方式來觀看這個世界。我們用扭曲變形的鏡頭來檢視自己的生活；我們的情緒反應各不相同，端視我們認為自己看起來有多可笑、以及當時的心理狀態有多脆弱而定。

我們慢慢克服了膽怯和害羞；如今即使一腳踩進令自己不悅的情境，或撞牆或迷路，我們總還是一派悠閒鎮定。光是向路人求助或問路，就要學上老半天，可是這兩種能力，如今却成了無價的求生技巧。至於最棒的訣竅當然要留著搭地鐵時使用。

我剛開始陷入霧裡看花的困境時，只准自己搭公車出門，後來，我才慢慢學會在紐約市地鐵系統生存的技巧，對視障人士來說這是一大考驗：從人身安全到如何搭車去陌生的目的地，只要你想得到的挑戰，這兒應有盡有。

我每回進入地鐵站，都彷彿沉入一片漂浮不定的濃霧中，模糊的人影在霧裡走動，如雷貫耳的火車轟隆隆駛來，颳起一陣強風，連空氣都感受得到它帶來的震動，為這幅朦朧的畫面平添幾分畫龍點睛的抑揚頓挫之效。我雖然努力站穩腳步，看清去路，卻常常擦到柱子，也常常在階梯絆倒，一路摔到底，而且，我通常看不見進站的列車上的數字或文字。

地鐵裡面的每個燈號都高喊著：「小心！」我用其他感官充當帶路的祕密武器：耳朵告訴我，當月台上的乘客交頭接耳時，就是列車快進站了：鼻子告訴我坐哪裡比較妥當。有些乘客是以地鐵站為家的遊民，他們如果不是睡在車上，就是睡在垃圾筒後面，而且他們脾氣暴躁，到處行乞，絕不是列車上貼心的遊伴。

搭地鐵的最重要原則是：不要跟任何人四目相對。即便是必須睜大眼睛理解人生影像的視障人士，也必須留意這一點。目不轉睛盯著一位女性，會被誤以為是登徒子，甚至更糟。

回到地面上，特技表演還沒有結束。走在都市裡如同被左右夾擊。我必須留意自己的腳步，免得被人行道的裂縫絆倒。我也必須注意車輛，因為我過街時走得很慢，不過，我可能是全城唯一眼盲還闖紅燈的行人。我的雷達裝備其實十分精良，耳朵可以根據引擎聲估計車行速度，這種時候四目交接就派得上用場。我用嚴厲的目光面對司機，絕不畏懼；我倒想看看他們是否真的敢撞倒我。到目前為止，他們總是及時煞車。至於找地址就沒這麼簡單了；我總是引頸搜尋，來回過街，常常被路邊石絆倒。

還好，我總是到得了目的地，只要早點出門就行了。要能在我的世界裡自在漫遊，得經過沒完沒了的交涉談判，時時跟自己討價還價。保持鎮定、臨危不亂就算遵守讓自己安然度日的協定了。要跟身體的殘疾共存需要沉著的決心；我認識了一種過去從來不曾擁有過的沉著與耐性。對自己可笑的糗態一笑置之，讓我在街上鬧笑話的同時仍能安然抵達目的地。

我的考驗，就是和這個形影不離的疾病，找到一個還算過得去的相處之道。我的處境已經不是祕密，我談過也寫過自己跟疾病之間的摩擦衝突，所以早就沒資格要求個人隱私了。只有那些還不願向自己坦承、面對自己缺陷的人，才擁有隱私。

我承認自己生病，美樂蒂也一樣。當初美樂蒂接下談話節目《觀點》（*The View*）的主持工作時，很快就決定要把自己的生活公諸於世。我們討論過此番開誠布公要不要包括我的病在內，以及何時才是最恰當的時機。「這完全要看你的意思，」美樂蒂聳聳肩，一副無所謂的模樣，接著又加了一句：「不過，說出來可以讓這種怪病不再神祕兮兮，說不定對處境相同的人大有幫助。」我支支吾吾，猶豫著說，如果她想這麼做就去做吧。從那時到現在，她偶爾會這麼做。我們以宗教皈依者般的熱誠，在電視上不經意地公開承認罹患多發性硬化症，並對結果感到滿意。

在《觀點》工作七季以來，美樂蒂談到我的時候已經不光談MS了；她的話往往使我全身發熱。美樂蒂似乎發現了襯托她的綠葉：那就是我。她真的很風趣，把我變成了她與眾不同的丈夫，而非飽受病痛折磨的另一半。我想只要我勇敢承擔一切，別人就不會覺得我可憐。

「理查會抱著火腿三明治睡覺。」她輕描淡寫地告訴全國幾百萬名觀眾。我才不會那樣做呢，不過，如果有塊牛排三明治倒是可以考慮看看。我們毫不避諱地公開疾病帶來的問題，而我們顯然並不太在意它們。那種感覺挺好的。

與MS的搏鬥過程唯一還隱藏不爲人知，而且不該忽視的，正是我對自己的病最不清楚的那個部分。到了九〇年代中期，認知問題變成MS諸多大敵中，最具威脅也最悄無聲息的一個。外人看見枴杖和輪椅，可以想見病患面對的許多難題，可是他們無法真正了解心靈緩緩停止運作的隱然之痛。

外人很難察覺這一點；即便是我們深愛的親友，或跟我們最親近的家人，也很難發現問題的所在。改變來得很緩慢，而且難以捉摸。當我講話慢到費力思索字眼的地步，美樂蒂顯然被嚇到了。她十分困惑，所以一直對我揮舞雙手，努力想從我的口中把話語拉出來。她好像在說，拜託，快一點。「別緊張，」我告訴她：「這是真實的人生，不是電視談話節目。」

我尋找安全的途徑來穿越心靈漆黑沉默的黑洞。過去，那兒裝滿了精確的辭彙、資訊或想法，如今只剩下缺陷帶來的靜默，和一片空白。我無法伸手到自己的心靈深處去把它們原封不動地拉出來，也無法及時表達我的想法。

不知所措讓我感到莫大的挫折。過去無論在任何情況下做什麼事，即使不能像按遙控器那麼輕鬆自如，至少也還應付得過來，不必費力思索下一步該怎麼辦。如今，光是要考量這種小事就會教我猛打寒顫，彷彿真有什麼危險會釀成災難。從前，有位老同事愛把最差服裝獎頒給我，他總是說，我的製衣師傅八成是著名的馬戲團小丑愛密特・凱利（Emmett Kelly）。猜得好！在我認得的人當中，沒人穿得比我更糟的了。現在，我連穿上衣服都有困難。以前我是找到什麼就穿什麼，現在是不管穿什麼，都得在腦子裡掙扎一番。

我把衣服從烘乾機拿出來以前，會先把看書報用的老花眼鏡擱在洗衣機上，我得提醒自己，必須時時瞄一下洗衣機，才不會忘了眼鏡擱在哪兒。可是等我把衣服收進洗衣籃時，卻又開始瘋狂地找眼鏡。即使對我來說，這種事也不太尋常。有一次，我本來打算從中央車站搭地鐵去時代廣場，換車回住宅區去，結果卻徘徊街頭，納悶著自己要上哪兒去。

即使是思考日常瑣事，對我來說也很困難。早晨我搭火車進紐約，身上帶著背包和各式書籍與文件，喔，當然還包括我的枴杖。等列車駛進中央車站該起身時，究竟該把哪篇文章放進哪隻手裡，就教我左右為難，急得跳腳。結果，通常會有東西掉在地板上。我安慰自己，那是因為我已經五十好幾，才會發生這種事，可是這種鬼話連我自己都不相信。這等芝麻綠豆的小事哪算得上人生挑戰，值得我如此費力迎戰？是不是我在六〇年代過得太荒唐了，現在不得不付出這樣的代價？我可不這麼想。

多發性硬化症的病人有一半會發生認知困難，不過，當我坐在電腦前，一時失神，突然連一個簡單的字都拼不出來時，有這種困擾的人恐怕只有我一個。

究竟該如何在漆黑中突圍而出，我們能做的恐怕很有限。當孩子們都去找母親討論功課時，我不難明白他們為什麼不來找我，因為再簡單的問題都能夠難倒我，不久反而換孩子回過頭來幫我，結果我的挫折感只會讓他們更加灰心。

正在做功課的莉莉一見到我走過來立刻暗自叫苦。「爹地，我沒事，真的。」我的小女兒如此堅持，可是不久她就輕聲呼喚母親：「媽，我需要你。」我的無助在心頭揮之不去：真丟臉啊，要是我可以告訴她答案，她就不必呼喊人在隔壁的母親。認知失常受到的懲罰，除了孩子們無心的侮辱，更加上椎心之痛般的自我懷疑。但這失常的，可不只是我的手腳，而是我的心智呀！

想到自己的心智可能會短路故障就教我不寒而慄，心頭的恐懼徘徊不去。我決心要力保自己的幽默感。除此之外，我對多發性硬化症的適應還算可以，只是很慢。現在我已經可以跟疾病共用一個身體，相安無事。我甚至相信，因為這輩子背負著這個包袱，我可能會變成一個比較好甚至更仁慈和善的人。路途雖然坎坷難行，卻令人振奮。天底下有幾個人能夠像我一樣有機會玩一場以生命爲賭注的競技，並且在過程中學到這麼多心得呢？人生的勁敵其實不是痛苦，而是無聊，可我的人生一點也不無聊。疾病會教人很多事。

每回聽到我這種樂觀說法，朋友們總是搖頭嘆息，因為這種論調教他們抓狂。他們認為我這種從痛苦中得出正面心得的習慣，已經瘋狂到極點。我告訴他們，要不是我的不幸太具威脅性了，或許也值得大家親身體驗。我很喜歡看他們聽到這句話時臉上的表情。一輩子不用經歷重病的人是有福的；不過，他們擁有福氣，而我卻擁有一項特殊的天賦。相信我，我無法想像自己一生毫無病痛。可是，也請大家了解一點，上述的感想並非酸葡萄心理作祟。

我給自己的建議很簡單，跟MS一起賽跑，但是別想逃離它的魔掌。這場和體內疾病一較高下的比賽，我是別想贏了。看清事實吧。只有順著風向跑，我們才有辦法優雅地前進。

如果說，一個難堪的祕密攤在陽光下後並未帶來心靈的安寧，至少我的內心已經不再處於爭戰狀態。我已經好好活下來，而好好活下來就算贏了。不過，人生要面對的對手還不只這一個；第二個生命的掠奪者埋伏在角落，很可能帶來毀滅性的傷害。遭受重病摧殘的人通常以為大難不死必有後福，不會再有災難臨頭了，可是在我身上，這種奢望真是大錯特錯。

10 雪上加霜

「我知道你不想聽這些，」內科醫師苦口婆心地勸告我：「可是你已經過了五十歲，真的應該做一次例行性的結腸鏡檢查。」好啊，我把他的好意妥善存檔，擱在心裡的某一角。多年以來，我早就把醫生的一大堆勸告當耳邊風，怎會擔心這些呢。我受過太多可怕的治療，小小的侵入性檢查還嚇不倒我，但我可沒空理會這些小事。

那一夜，我夢見自己去一幢有透明隔間的玻璃屋參加宴會，聚會正在進行，玻璃屋內擠滿了人，喧鬧不已。我到處尋找一位老同事，也就是我的好朋友馬克；他是個友善好相處的人，可惜幾個月前因癌症病逝。我不曉得自己為何著急不安，只知道他也在找我。我焦急地到處亂轉，舉目眺望每道透明牆壁，終於發現了他的身影，兩人四目交接。

馬克仍然是我記憶中的模樣，一副病容，蒼白憔悴極了，化學治療讓他掉光毛髮，他仍像生前最後那段日子那樣，在頭上綁著一條紅底白點的大布巾。我們緊緊握著彼此的手，一句話也沒說。不知怎的，我們不必開口就能心靈相通。夢進行到這裡就結束了。這個夢讓我心底一驚，隔天早上便咬緊牙根預約結腸鏡檢查。

一九九九年十月某個起風的日子，我做了檢查。醫師第一次打電話來時，我正在休士頓訪問麥可・德貝基（Michael DeBakey）醫師，打算拍攝一部醫學研究紀錄片。「我相信一定沒事的，」訪問結束後，德貝基醫師聽我不經意提此起事，用他緩慢輕柔的南方口音安慰我，但我仍然覺得心裡毛毛的。「你的醫生可能只是要告訴你，他割下來的息肉是良性的。」

天不從人願。「息肉是惡性的。」幾天後，內科醫師打電話到華府給我，親自宣布這個壞消息。「我們到處在找你。」我結腸裡的息肉——就是德貝基醫師說八成沒事的那個沒什麼大不了的東西——竟然是惡性的。轟隆一聲，我的心靈再度展開焦躁不安的爭辯。我有一套理論，任何情況都適用——儘管過於樂觀和荒謬——在我對抗MS的大小戰役中，它始終告訴我：我才是發號施令的隊長，我的人生將會聽令前進。

如今，卻有個與之對立的聲音高分貝尖聲喊道：「趕緊派救生艇來啊！」只見水勢愈來愈湍急，我幾乎駕馭不了自己這艘小艇。洶湧的水勢把我帶到一個前所未見、聞所未聞的陌生之地，非視力所能及。最教我感到害怕的是，眼前看不見去路。

我勉力保持冷靜。美樂蒂對這種不愉快的突發狀況早就見怪不怪，也頗為鎮定。「你一定不會相信的，」我從華府跳上開往紐約的火車，立刻撥電話給她。「喔，我相信，」她沉著以對：「這事我們應付得來的。」第二天，我們就去外科醫師那裡做檢查。不久，我就進手術房開刀，外科醫師移開我的尾骶骨，深入我的下背部。「從這個角度最容易接近直腸中段，」他事後告訴我。可是我因此痛了好幾個月。

手術帶來相當嚴重的術後疼痛，也對我的身體造成壓力，結果又誘發了多發性硬化症。

看來癌症跟MS並不是一對好兄弟，充其量只能算難兄難弟。我沒法走路，也無法使用右手，最後只得改用左手刮鬍子，這倒簡單，可是刷牙就沒那麼輕鬆了。幾個月後，我回去複診，腹部腫瘤專家打發我回家，說我不需要再做進一步治療：「你夠健康了，不必上這兒來，」他微笑著說：「去吧。」好話不需要聽第二遍，好運降臨時我接受這個事實。我搖搖晃晃下樓去搭地鐵，心想，好險，幸好死神被我矇騙過去了。

離開醫院時，我巧遇丹・拉瑟以前的祕書，她後來還擔任過CBS每週三晚間八點的新聞節目《西五十七街》製作人。「你來這兒做什麼？」我問她，淚水霎時湧上她的眼眶。「我得了結腸癌，已經進入第三期。」她輕拍我的手臂，便轉身走向電梯。我真幸運，癌細胞及時割除，使我保住一命。

隔年十月，我回去複診，做結腸癌篩檢。現在，結腸鏡檢查對我來說已經是家常便飯。隔週我剛進辦公室，就收到一則令人不寒而慄的留言，要我打電話給腸胃科醫師。我默默坐在那兒盯著電話機瞧了好一會兒，我確信這一定是個壞消息。我已經奮鬥了這麼久，一路對付MS，又打敗癌症，如今看來，我顯然還沒打贏這一仗。鎮定點，我告訴自己，該怎麼做就怎麼做。這股勇氣令我自己都感到不可思議，原來我們遠比自己想像的還要堅強。

癌症的確又咆哮著回來了，就在外科醫師割除癌細胞的地方原地復發。這件事讓人難以置信，很難樂觀以對。我竟然連一年都沒撐過去。我呆坐著凝望赫德遜河，遠方有艘平底貨船正在溯河而上，我心想，我這輩子似乎都在逆流前進。

如何面對這場漫長的抗癌之路，我很快就打定主意。對我來說，應對方式只有一個：尋求個人的勇氣與決心。然而，當下的第一個念頭未必是深思熟慮的。這只是一時衝動，像是膝蓋反射的抽搐，是一種直覺反應。我發現，不管結果如何，在對抗病痛的整個過程，勇氣與決心主宰了我們的心智，述說著我們的為人究竟是勇敢或懦弱。

內心有個聲音告訴我：站在起跑線上，嚴守規則，保持鎮定，全力以赴。我不需要逞強，也不必裝模作樣，只要選擇阻力最小的路去走就行。那是孤獨的一刻，我的心因震驚而麻木，但決心努力活下去。發怒吼叫於事無補；呼天搶地徒然浪費時間。生命本來就不公平，向誰控訴都沒用。

這回的手術將富有攻擊性和侵入性。我的直腸，長癌細胞的地方和結腸的底部，必須全部切除，再從上面把結腸拉下來取代它。此外，我還需要一個袋子，就是那個承接排泄物的人工造口接袋，至少暫時跟我的身體連在一起，讓縫線有時間癒合。有一千個疑問在我唇邊打轉，確定的答案卻沒有幾個。

動手術前幾週，家裡還有好多活兒要做，我腦中也有許多事情要想清楚。不料，晴天霹靂的消息接踵而至。「我看了電腦斷層掃描的片子，您的肝上面有個斑點。」幫我做手術前準備的外科醫生告訴我，他的話宛如轟隆隆的雷聲，我的眼前彷彿出現一道閃電。我心想，怎麼有人說話這樣口無遮攔？我已經面臨結腸癌的威脅，如今這個穿綠色手術袍的傢伙居然告訴我，我可能還得了肝癌。他接下來說的話我都聽不進去，我嚇得六神無主，腦中的喧鬧聲震耳欲聾。那個灰色的十一月天，我在陰冷的檢查室內想到，人生難免一死，不禁渾身打顫。

我再次尋求心靈的平和鎮定。這個關口我必須全神貫注，可是我也得替旁人設想，尤其是孩子們。一想到孩子們，我就比較容易提起勁兒為自己設想，因為他們帶來了希望。

我們是一家人，福禍與共。我現在最需要的是保持平靜，尋求臨危不亂的智慧並緊緊守住它們，就像抱住小孩一樣。

趴在地上是無法作戰的。趕緊站起來，我告訴自己。太多人躺著打戰了，就像一條離開水面的魚兒一樣，只能胡亂扭動。人們會因而恐慌，低估自己的毅力。一個受苦的人看不見自己的精神力量，甚至看不見天有多藍。我選擇擁抱癌症，它已經是我的一部分了，何必冒險去激怒它呢？我想了解這種疾病，甚至馴服這頭野獸。「把你的朋友留在身邊，長相左右，」教父如此訓示：「至於敵人更要看緊一點，形影不離。」

癌症是徘徊在門口的敵人，外科醫師則是我的指揮官。他告訴我，我肝臟上那個斑點沒有大礙，八成只是過去的運動傷害或良性囊腫留下的記號。「斷層掃描讓一切都無所遁形，任何細節都不放過。」放射線專家特別對我說明，可是這番話安撫不了我。

不過，我並沒有亂了陣腳；要不是因為我很沉著，抱著「等著瞧吧」的心態，就是因為我又重新啓動比過去面對MS時更強硬的否認機制。無論是哪一個，我曉得事實很快就會來敲門。

對我來說，多知道一點是很重要的，但這回我對癌症幾乎一無所知。缺乏知識是很危險的，因為情緒可能會趁虛而入。在那個關口，情緒最不好惹。但是對病情所知不多，反而讓我有藏身之處，不至於因為知之甚詳而過於驚慌。

我倒是了然於心，我的肝沒有長惡性的東西；驗血的結果是正常的，我並沒有肝癌常見的副作用。我沒做錯什麼，沒有人對我記恨在心。我的時辰未到，還不該死。這種邏輯雖然奇怪，但在我身上很管用。

「咱們還是再進一步確認比較妥當。我要你再做個ＰＥＴ掃描。」外科醫師說道。聽起來好像是獸醫用來檢查小狗的機器。我到醫院黑漆漆的地下二樓去走一趟，只見那些高科技機器嗡嗡轉動，靜悄悄侵入俯趴著的病人隱密的深處，就可以解開身體的祕密，但這趟路令人毛骨悚然。ＰＥＴ的全名是 positron emission tomography，也就是正子斷層造影，這是高科技醫學的極致。ＰＥＴ掃描用放射性葡萄糖標識出體內的惡性腫瘤。

我在破曉時分搭火車上醫院去。途中在第五街北邊的哈林・馬可士・卡維公園繞道；這段路走起來令我放鬆不少，路上的行人也很和氣，笑容可掬，讓人感到安心。我一大早就抵達醫院，緊張地四處張望，披著白袍的醫技人員和善地跟我打招呼。我穿過走廊，走進檢查室，嚇人的掃描機器看來宛如百足之蟲，幸好不是活的。

葡萄糖點滴開始滴進我的身體，在體內循環，我則躺在一條短短的輸送帶上，被送入一條以秒計時、數位讀數的金屬隧道。我深信等儀表歸零，我就會穿過屋頂，被送上太空。身後傳來莫札特的鋼琴協奏曲，音響棒極了。我聽見有人壓低聲音，說些我聽不懂的專業術語。這是太空時代的醫學，疏離而陌異。我渴望家的舒適自在，只要一張沙發就足以滿足我。

這項檢查靜悄悄地開始，也靜悄悄地結束。我躺在那兒，心想接下來呢？然後他們就說，我可以穿上衣服回家去了。大約十到十五分鐘後，一位住院醫師過來找我，問我有沒有用枴杖。「我的肝到底怎麼了？」我老實不客氣地問，但這個傢伙偏不理我。「你的左肩用力過度，片子上呈現一個局部熱區（hot spot），大概是你的左手經常拿枴杖的緣故，」他補上一句：「對不對？」你瘋了嗎？我在腦中尖叫。「你的肝沒問題。」年輕的機器人彷彿事後才想到似的，終於補上一句。

我的結腸癌還在，可是那一刻我有種奇異的安全感。危機解除了，因為死刑已經豁免。我仍然得繼續跟MS和癌症對抗，可是我有信心打贏。身處逆境時，人總是特別需要心懷期望。

肝癌警報雖然解除，我仍然必須再度跟結腸癌一決勝負。放眼望去，周圍都是生了重病的人。我想像癌症在醫院走廊上上下下四處蔓延。我把目光從自己身上移開，看到身邊的人如何受苦，使我驚駭不已。看著其他人如何受到折磨，並且一再想像他們的痛苦，我自己的病痛也變得渺小無聲。我遠遠旁觀，研究這些個案，因為我需要不斷評估自己受苦的程度。後來進手術房時，我深信其他人所面對的考驗遠比我的還要嚴酷；這個想法有點怪，卻使我感到安慰。

大霧逐漸散去，經過七小時的手術和一整天的昏睡後，我終於緩緩清醒。麻醉的藥效使我失去意識，也不知道時間究竟過了多久。當我突然清醒過來，發現我的喉嚨裡插了一根幫助呼吸的管子，使我感到疼痛不適。等醫師們確認ＭＳ不會使我停止呼吸後，就可以拔除管子。有位麻醉師靠過來，匆匆教我如何施打嗎啡，差不多每隔五分鐘用一次。人人都行色匆匆，包括我在內。我並沒有問美樂蒂我究竟會活還是會死，我立刻需要知道的是另一個答案。

「袋子，」我低聲問道：「我身上有沒有袋子？」「是的，你有一個袋子，」美樂蒂溫柔地回答。「我真替你難過。」後來，美樂蒂說我一聽到這話便喪氣不已。「你裝了一個迴腸造口接袋，這只是暫時的，真的。」好，我身上多出個排泄袋來了，這可不是購物袋。接下來還有什麼玩意兒？我對這個袋子的恐懼是自我想像、刻意誇大的，我相信有這種反應的人不只我一個。

該死的癌症，我在心裡大喊大叫。但現在我要操心的是更棘手好幾倍的事。這個袋子意味著生活品質的降低，我的恐懼全都投注在它的存在上。我把「癌」這個字變得平庸而猥瑣了。我的注意力從生死攸關的問題轉開，投注在這該死的排泄袋上，這真是熱鬧歡騰的癌症馬戲團提供的一段餘興節目。把焦慮岔開到幾近荒謬的地步，是為了讓我的情緒繞道。我被從自己肚子伸出來的肉管子——這個造口接袋的導管——嚇壞了。

我躲開浴室的鏡子，甚至故意把藥櫃子的門打開，免得不小心瞄到自己的身體。剛從醫院回來時，我赤裸著身子站在洗臉台邊，盯著自己瞧。我眼中看到的只有這個袋子，它的輪廓線閃著霓虹燈光。我感到垂頭喪氣，好像被人閹割了似的。「理查，你要一直站在那兒嗎？」美樂蒂問我：「你看起來跟昨天並沒有兩樣啊！」

不幸的事還是發生了。袋子破了，裝排泄穢物的那個袋子破了。那天中午，我在一家小餐廳跟人洽談公事，袋子就這麼掉了下來。我尷尬極了，只好訕笑著。「我得走了，」我冷靜地說。「我的袋子破了，你曉得這有多惱人。」大部分時候，我學會小心翼翼，盡量保守一點，絕不冒險。所以，運氣不佳的遭遇似乎都沒被旁人發現。事實上，一直把心思懸在這排泄袋上，似乎才是我最大的障礙。

我心想，男子漢的腰上不該繫著這種袋子，要是掛一個粗繩繫著兔毛皮的皮囊，或許還勉強可以接受。這種古老的小袋應該用染色皮革來做，垂掛在獵刀旁邊，就懸在皮帶處可見的刮痕上。可是，身上掛個人人避之唯恐不及的、運送排泄物的袋子，跟個嬰兒似的，我不幹。我頑強地想，絕對不行。

這個畫面是我愚蠢的想像，它顯示我需要在漫長的抗病求存的過程中，更謹慎地弄清戰鬥對象。我對自己內心的哭哭啼啼，偷偷感到不好意思，卻又無法自拔。我是個抗癌鬥士，屬於每個癌症受害者都想加入的精英俱樂部。身上暫時掛個袋子只是不值一提的小煩惱而已，是我為了保全性命所付出的小小代價。我可憐地苦笑，嘲笑這個情境，也嘲笑我自己。我曉得我的想法很幼稚，卻又愛莫能助。

指點我方向的迴轉儀壞掉了。我的狀態不佳，看事情的角度也不對。如今告別了癌症，我本該感到寬慰和感激，心情却跌到谷底，不知感恩。腰上繫著袋子過日子只是暫時的——刑期只有三個月——然而，一旦接納、適應它，感覺上就好像屈服了。

我只是一心想要掌握我對自己身體僅存的控制權。MS很久以前就奪去了最重大的控制權，這排泄袋純粹只是小小的點綴而已。我把自己交付給陌生的醫師，對抗我一無所知的疾病——我只曉得它是我不共戴天的仇敵。病魔一吋一吋地腐蝕我控管自己生活、護衛健康的能力，對我造成極大威脅。這是個武器精良的狡猾對手。癌症鬼鬼祟祟，發起病來即使不要人命也是十分危險的。

我徹底感到脆弱。

剛從醫院回來，我就接獲噩耗，好友海蓮娜過世了。是她鼓勵我進醫院去跟癌症作戰的，如今她自己卻先走一步。在她臥病的日子裡，我看顧著她也傾聽著她。她最後一段人生旅程教導了我動人的心得，讓我得以繼續走下去。在海蓮娜的生命逐漸消退時，她優雅地面對人生的終點；她退場的姿態引人注目，讓人終生難忘。她告訴過我，問題不是要怎麼走，而是什麼時候該走。對她而言，最大的挑戰是如何安詳地結束人生旅程。她把年幼的女兒們看得比自己的命還重要，是她最掛念的。

在那短暫的片刻，我領悟到自己何其幸運！克服人生的磨難比起面對死亡，是多麼微不足道。海蓮娜在經歷嚴酷考驗時有所領悟，她說她把大部分的生命都奉獻給她工作的法律事務所，卻疏忽了孩子，對於這一點我倒是存疑。海蓮娜曾笑著告訴我，她終於注意到身邊有多少美好的事物，現在她懂得欣賞花朵、天空以及各種香味。「我花了好長一段時間才學會如何應對發生在我身上的遭遇。」她說。

我的生命也不斷發生大小事件。疼痛終於消失，三個月後迴腸造口術的排泄袋也依照約定拿掉了，可是我的身體很快就出了差錯。我的腸子根本無法恢復排泄功能，帶來難以言喻的身心折磨和羞辱之感。我試遍各種方法，努力保持冷靜和樂觀，卻陷入前所未有的絕望。

我曉得，那頭討厭的野獸就在我的身體裡面，我感覺得到牠在我的肚子裡扭動。無論在清醒的時刻或漆黑的深夜，我發誓我都聽得到牠的咆哮聲。

排泄物就這樣從我體內湧出，像火山熔岩似地殘酷地流洩出來。噗卜，我的孩子們在發現更傳神的語言以前都是如此稱呼它的。我的人生已經走過了五十五個年頭，繞了一圈後竟然提前回到嬰兒期，重新體驗那股羞愧的煎熬。

人是無法擺脫對排泄物的羞恥心的，即使長大成人，我們的腸子裡還是住著惡魔。我的腸子裡有一頭怪獸，牠滿腔怒火卻受困其中，於是奮力把擋在前面的東西推開、想要脫逃。「到處都是屎，」馮內果（Kurt Vonnegut）在《歡迎蒞臨猴子之家》（*Welcome to the Monkey*

House）短篇小說集的序文中，述說他的妻子被癌症折磨至死的情景，也寫到自己三十年前經歷的疲憊心情。一切都沒變。馮內果想起妻子悲慘的死亡過程，只記得「到處都是屎」和妻子喃喃自語著「不痛」。

一波波的強烈痙攣讓我時時抱著肚子，有時痛苦得幾乎把自己摺成兩半。心裡的煎熬更是劇烈難忍。我的生活和周圍的一切都是一團糟；生產力停擺，除了腰部以下，我的心思根本想不到別的。

我感到絕望極了，憂鬱陰暗的心情衝擊著我，卻洗刷不淨我的身體。外科醫師向我解釋，結腸下面的直腸在距離肛門三、四吋左右的地方閉合了。顯然是閉鎖造成了疼痛，導致排泄失控。醫師又補充道，在這種情況下，括約肌不可能承受得了，即使是健康的人也一樣，但是動手術有可能解決這個問題。我又在絕望中看見一線希望的曙光。

我的手術安排在二〇〇一年五月底的某個早晨，不過感覺上更像三月天。那天頗有涼意，我跟美樂蒂在破曉前動身前往醫院，雨絲斜斜打在身上。「美樂蒂，」我們抵達醫院時護理助理員驚呼。「嗨，甜心，」另一位護理人員在大廳對面高喊。「你來這兒做啥？」「送他入院！」美樂蒂微笑地指著我回答。

手術後，排泄失控的問題立刻迎刃而解。這是我碰過的考驗當中最殘酷的一個，還好這場折磨似乎結束了。到地獄走了一遭，使我不禁開始懷疑，以前那些從困境突圍的策略，到底還管不管用。我一釋放心中的恐懼和沮喪，它們就抓狂似地亂竄。我被兜頭罩下的黑暗染得憂鬱陰沉。「我沒辦法克服困難。」我不斷告訴美樂蒂。「你正在克服它。」她總是和善地回答我。

只有在面對不太難纏的障礙時，克服困難的決心才會閃耀著光輝。而我跟多發性硬化症共存已經成為生活的一部分。三十年來，跟我的身體調適妥協已經成了我的第二天性。我的生活宛如不斷用遙控方式，冷靜地跟控制我內在世界的另一方交涉。

外科醫師重新打通了我的結腸，可是五天後它再度關閉，另一波勢不可擋的怒火席捲而來。我站在樓梯底下怒吼：「我受不了了！」「理查，拜託你不要這樣，」美樂蒂懇求我：「孩子們在家呢。」「那又怎樣？」我回答：「還是讓他們知道的好。」當下面那一頭不聽使喚時，上面的腦袋也跟著失去控制。

我也被自己的脾氣嚇到了。

如今，我一天要換半打衣服，視線所及之處，人人都被我的苦澀與不快的流彈波及。「我不想住這裡了。」我常常如此抱怨。怒火燒急了我，我不得不找個出口發洩。爆發的時刻孩子們在不在場，已經無關緊要，他們八成都躲起來了。

「不行，」我還沒說完：「我不能再這樣活下去了。」我的絕望瀰漫在屋裡。「我走了。」美樂蒂當真以為我是威脅著要自殺。其實我只是想搬出去，因為我不想讓孩子們見到我這副德行。我曉得每個家人都平均分攤了我的痛苦。

犯憂鬱或鬧自殺都不合乎我的個性。事實上，我這輩子從來沒動過自殺的念頭。不過，我的意志已經快要崩潰，而且分不清這究竟是暫時的混亂，還是將永遠如此。我必須找出一個可以重新激勵自己的觀點。

從這個視點望出去，我看見的是一張動也不動的輪椅，上面坐著一個身體癱瘓、低垂著頭的男子。這個頹然倒下的男子遭到病魔的折磨，直到生命結束才能解脫。我必須嚇嚇我自己，我必須用我這雙有瑕疵的眼睛親眼目睹，近距離地看看這個淪落地獄的男子；他得的不是癌症，而是多發性硬化症。

對我來說，賴瑞是重症患者最不幸也最可怕的一個例子。他不只一次動過自殺念頭，我聽說過這個人很久了，但從未謀面。以前我暗自希望這個優秀的傢伙不存在，如今我卻需要他來激勵自己。我慢慢走上山坡去探望他，讓耽溺在痛苦中的我承受一番衝擊，看看能不能恢復一點神智。

賴瑞坐在輪椅上，哪兒都不能去，他像個囚犯，只能待在家裡。我辛苦地爬到山上去見他，爬得氣喘吁吁。「我的人生是個天大的折磨，」賴瑞若無其事地告訴我：「我被這個身體困住了。」

我好怕自己有朝一日也會像賴瑞一樣。這個人正是二十年前推出ABC電視網的新聞雜誌節目《20／20》的幕後功臣，他是當時的作戰指揮官，如今已很少下床，坐在輪椅上的時候像塊石頭，文風不動。他也沒辦法微微轉頭跟人四目交接。在我去拜訪他這段期間，他的手臂和雙腿始終保持同一個姿勢，絲毫沒動過一根手指頭，因為他根本做不到。

「我已經不出門了，」他說：「我不想讓人看見我垂頭喪氣的模樣，因為我抬不起下巴。」賴瑞的妻子郝麗葉形影不離地陪著他，可是他們成年的兒子已經離家，這個家感覺很冷清。「我想，兒子需要走得遠遠的。」郝麗葉後來告訴我。

受苦的人是如何撐過來的？我暗忖。賴瑞心裡承受的煎熬遠大過我。我感到納悶，究竟是什麼樣的信念潺潺湧出、滋養了心靈，足以變成求生意志源源不斷的助力？究竟是什麼讓一個受苦的人活下來？沒有答案。「我不曉得是什麼力量讓我活下去，」賴瑞說：「活就是了，或許是為了妻子，為了孩子。或許是因為，我不曉得除此之外還能怎麼辦。」

我自己的人生一定要有個替代方案。不需要結腸癌危機的提醒，我就該想到這一點；癌症只是加速思考過程，讓它變得更緊迫。我很清楚，ＭＳ早晚會將我帶到我不想與之度過餘生的某種處境，這是有去無回的不歸路。每每午夜沉思時，我始終相信，將來我可能會需要一張脫離痛苦的車票。那一天或許永遠不會到來，我甚至不曉得自己何時會在何處離去，不過，我得先做好準備。

「我常常想自殺，」賴瑞告訴我：「你不會嗎？我以前還能開車去上班時，就先選好了一棵樹。我想衝上去撞那棵樹，這樣我就不必忍受屎尿了。」無論這些選擇純粹只是幻想，還是縝密的計畫，都是很有建設性的。自殺是自我控制的表現，就是賦予自己權力。

這些解決方式中沒有一個是幸福美好的，但對某些人來說，活下去並不快樂。「你可以請求妻兒准許你放棄，可是這件事很難啓齒；你也可以撒個大謊，自殺了事，」賴瑞告訴我：「但這也同樣不公平。」

賴瑞告訴我，如果他動彈不得的身體哪天準備有所行動時，有個朋友願意助他一臂之力。賴瑞說，假如有那麼一天，時機來臨時，他會安詳地離去。後來傳出賴瑞驟逝的消息時，我在心中納悶，不知這是不是他自己的選擇。

我和其他人從賴瑞身上得到了精神鼓舞。我的情況還不是最糟的，我一遍又一遍，再三安慰自己。在那個階段我還是精神振奮的。拿比我還艱困的人生來衡量我自己的人生旅程，是有意義的。陽光燦爛的初秋，在晴朗的天空和堅固的木造屋頂下，有一對夫妻住在舒適安靜的山坡上。他們繼續過日子，因為在那一刻他們別無選擇。後來究竟發生了什麼事，沒有人知道。

我明白，讓自己活下去的那股力量非言語所能形容，却極為強大有力。要讓生命運轉，該做的事就別迴避。是的，讓生命運轉。克服困境的過程悄然無聲，沒有響亮的樂聲，也沒有婚禮上拋灑的五彩繽紛紙片，更沒有盛大的遊行。只是溫和冷靜地，朝著可以讓心情平靜存活的目標努力，而不是歇斯底里地大吼大叫。克服逆境之道，全看你自己如何定義或評價，並不是什麼神奇的魔法。當我們付諸實踐，就不難理解這道理。學習與病痛和解共存，並不是努力一回就可以成功，而是要持續一輩子的努力。

克服困境需要紀律和自我控制，長久以來它們一直是我所追求的聖杯，是我在這場聖戰所追求的目標。嘗試以沉著理性的心態來回應疾病所帶來的苦痛，的確使我受惠良多，却也帶來副作用：它誘使我陷入自我耽溺的情境。也就是說，克服困境的自尊心變成了目的，而不是手段。用紙牌搭起來的房子一旦遇到強烈的衝擊，立刻就會垮掉。

病人受苦，旁人受難；然而我却不曾察覺這一點。處於危機中的自己身邊圍繞著家人

——尤其是我的孩子們——我必須不斷學會去觀察和體認的是，在最難熬的時刻，傷害和恐懼會向外蔓延。我在克服自己的困境時太自私了，只注意到自己。我，是的，我眼中看到的只有我，我，我，我。

這跟家父恰恰好相反，他始終獨自承擔痛苦。有時候，我覺得自己跟父親很像；我們都喜歡自我放逐，常常獨自坐在窗邊，凝視窗外，專心看著院子裡的樹木或動物。

處在癌症併發症的騷擾中，我確實需要謝絕所有人的接觸，包括我深愛的家人在內。我只想縮回自己的體內躲藏起來。我一心想要孤立自己，而那種處境一下子放大了罹病的孤寂以及與世隔絕的焦慮。

我費了好大功夫才曉得，我並非孤軍奮戰。家人、朋友及同事也感受到我的絕望，只是我常常垂著頭，眼中只看到自己罷了。

以我而言，罹患癌症以後我把自己幽蔽起來，阻絕了光源。我讓自己坐在漆黑的屋內，人生也變得越來越黯淡，而黑暗不斷蔓延，希望當然就更加渺茫。我領悟到，我必須花點時間並刻意努力，坦然跟摯愛的人談一談，分享內心的恐懼與挫折，才不會感到軟弱。

獨自承受向來是我引以為傲的標記，多傻呀！我把緘默跟勇氣搞混了，如今我才看清楚那是男性常犯的典型錯誤。拒人於千里之外才是軟弱的表現，而且對身邊的人相當不公平。

如今我的結腸再度閉鎖，我又成了醫療院所的人質，經常進出城裡各家診所。我常常進開刀房，幾乎跟外科醫師輪流值班。這滿扯的。我心裡氣憤難平。

我們甚至在外科醫師診間，不用麻藥就試著直接擴張我的直腸，最後我終於受不了，決定「不玩了」。挫折終於逼我想出一個辦法，我決定自己處理這件事。我遊說腸胃科醫師——大腸鏡之王——給我麻藥，幫我擴張直腸，然後我就接手處理其餘的事。我去醫療器材行購買儀器，學會自己充分擴張直腸。每天早上，我在清晨四點四十五分起床，把該做的事做了，就這樣持續了好幾個月。貓咪是我唯一的目擊證人。這項自己教自己、自己動手做的方法終於奏效了。

我的身體再度由我自己掌控，在破曉前的黑暗中好不容易學來的一課並沒有白費。這是我自己想出來的辦法，是我逼那些穿著綠色制服的醫療人員把駕駛座讓出來，由我自己來掌控方向盤。我劫持了自己的身體，把它搶回來，即使只是一會兒也好。腸胃科醫師很喜歡我的主意，外科醫師也不得不勉強同意。

我為自己負起責任，這感覺還真不賴。這個過程當然不太舒服，也不是開始一天的好方法。可是，掌舵讓人感到權力在握；即使只是在稍縱即逝的片刻，所堅持的一點小小的權力，都可以讓我感到某種權力的平衡。這個試驗階段似乎已經結束，可是我也付出了高昂的代價。

「這對家裡大大小小每個人都是個考驗，」美樂蒂回想：「你很好強，很可憐，使我們不得安寧，不過我們的表現還算不錯。」癌症似乎踩斷了家庭線路，造成短路。這個家需要一個大型看板，寫著：**危樓**。我跟家人之間的摩擦，讓每個人都背負著沉重的負擔。最辛苦的是美樂蒂，她以醫院為家，總是守在我的病榻旁。但是等我真正出院回家，嚴峻的考驗才開始；人人都有可能受到傷害。

我對疾病日積月累、壓抑過度的憤怒曾經爆發，讓各種人際關係都受到傷害。這項考驗對美樂蒂來說最難以承受。「自從你動完那些手術回家來以後，我感到你跟我之間產生了遙遠的距離，」美樂蒂承認：「假如我不告訴你，我會覺得是在欺騙你、敷衍你。」她不說我也明白，我脾氣太壞、太常發作了，直到如今都還沒有完全找到回家的路。「你的怒火把我們全都推得遠遠的。」

癌症可能會在我的生命中逗留，跟不肯離去的多發性硬化症一起留下來作客。我雖然已經擺脫真正的癌症，可是併發症顯然還沒住膩這個新家，不打算離去。最糟糕的一些狀況偶爾會發作一下，教我不要太自鳴得意。這個訊息聲若鴻鐘，我也聽清楚了。

其實，癌症最神不知鬼不覺的併發症就是憤怒。強烈的情緒來自痛楚、羞恥、與恐懼；它們會在危機時刻找上門來。我很清楚，憤怒至今尚未自我體內完全撤離。

親子之間的愛可說是無條件的。病魔肆虐之際，我和孩子們之間的親情也受到嚴格的考驗。我們之間確實曾經劍拔弩張，這是隱藏不住的。幸好我們安然度過多發性硬化症掀起的家庭風暴，這就夠難得的了。但癌症差點讓我封閉了自己。

11 孩子們

鬆餅掉到地板上那天早晨，我氣得火冒三丈，鍋鏟射向牆壁，擦過廚房窗戶，掉進水槽裡。屋裡傳來的巨大聲響，再次證明一點小事便足以使我失控。緊接著而來的咆哮，不分青紅皂白，朝不幸目睹這一幕的家人掃射。怒火已經成了我家廚房的主要食材，不過我還是儘量把它收進櫃子，擺在麵粉旁邊，眼不見為淨。

跟多發性硬化症奮戰了幾十年，我還是沒辦法建立一個安全系統，無法在負荷過量時自動短路，暫時關閉我的情緒。我不是個十全十美的人：我的視力越來越差，雙手顫抖不穩，右手臂尤其虛弱，就是它們密謀合力破壞週末早晨的鬆餅。幸好狗狗還挺喜歡的。我當然不是故意發飆，但是仍然覺得又羞又窘。

我雖然努力了好多年，可是心頭的怒氣依然倔強難纏，我就是沒法切斷它跟我之間的關係。我一面滅火，另一方面又需要這股熱度來面對壓力。壓力實在累積得太快了，發脾氣是我釋放蒸氣的唯一辦法。慢性病帶來的壓力會慢慢累積，定期給壓力鍋補給燃料，熱氣累積到某個程度便會爆發。情感上受到的傷害難以紓解，除了發脾氣之外別無發洩管道。當我感到憤怒，等於是十分不安地默認，我的處境真的是爛透了；可是一旦承認這一點，辛苦建立的否認機制立刻破功。發洩雖然讓人暫時卸下重負，事後却又讓人羞愧得無地自容，這是我為了享受憤怒帶來的高潮所付出的代價。發火時感覺很痛快，事後却總是懊悔不已，到後來我就覺得沒意思了。

孩子們儘量不理會我偶爾失控的脾氣。我們家隨時都吵翻天，三個小孩搶兩個父母，打打鬧鬧可想而知，何況他們唯一的目標是要破壞安寧。當我的病況日趨嚴重時，家裡的氣氛也越來越緊張。

孩子們早就習慣我的火爆脾氣了。他們並不是我發火的目標，我發脾氣的真正對象一直都是我自己。他們似乎也都明白這一點，不過他們偶爾還是會被流彈誤傷。他們張大眼睛，看清楚我的生理缺陷跟心理挫折之間的關聯，也見到我毫無預警就大發雷霆。他們不曉得爹地的脾氣何時會爆發，所以飽受壓力。

疾病已經成為我們全家生活中的一部分，有時似乎就是生活的全部。孩子們親身經歷，十分明白這一點。他們不時得重新評估對我的期望，作為安排親子遊戲的依據。然而，我會出什麼毛病既難以預測，又不時發生意外——甚至是相當戲劇化，這都非我所樂見。我擔心自己的怒氣會傷了孩子，讓親子之間產生嫌隙，那可比要了我的命還難受。我的確認為孩子們越來越堅強，因為，他們親眼目睹了一切，而且安然存活下來。可是沒人敢說他們往後也能化險爲夷。

七月裡某個炙熱的傍晚，只有蓋博跟我在家，其他人都出門去了。我們父子倆必須自行打理晚餐，所以早早就出發去上館子。我們沿著著名的「水道」大路散步，穿過樹林，欣賞赫德遜河旁的野生生物，聊著蓋博最喜歡的棒球隊：紐約大都會隊（the Mets）。

當蓋博跑在前頭時，我發現自己受不了夏天的暑氣，已經滿身大汗，雙腿越來越沉重，幾乎難以邁開腳步。每個受到多發性硬化症折磨的病人，在熱浪來襲時，雙腿都會失去力氣，耳邊響起警告的鈴聲。心裡有個聲音提醒我：趕緊回頭，前面有麻煩。

可是，蓋博已經跑到鎮上，我實在不想掃他的興。他想吃平常最喜歡的雞翅，何況家裡幾乎沒什麼可吃的。我拖著沉重的腳步勉強前進，心裡越來越氣自己。我幾乎是拖著自己下山走進餐廳的，但願沒人注意到我舉步維艱，或是我快要壓抑不住的脾氣。幸好蓋博的注意力全都放在食物上，根本沒注意到我的變化。一小時後，我們離開餐廳，緩緩走過馬路。

沒想到一走到馬路對面，我就忽然摔進路邊的排水溝裡。這一跤摔得莫名其妙，事前完全無跡可循。不知怎的，我的兩條腿就這樣累垮了，蓋博愉悅的笑容當場消失。我一點力氣也沒有，完全站不起來，因為我的雙腿無法承載身體的重量。目睹這一幕的路人和餐廳的女服務員連忙趕來幫忙，蓋博却羞澀地躲到一旁打烊的商店門口。我心中的怒火宛如刺破的輪胎中噴發而出的空氣，一下子就飆了出來。

我目不轉睛地注視著蓋博，看他別過頭去迴避我的目光，我心如刀割。後來，這一幕時常在我的腦海浮現，至今難以忘懷。這是我最最不願意讓九歲兒子目睹的場面。他顯然相當苦惱；當我失足摔倒時，他雖然沉默不語，卻為父親感到羞愧。我有點不自在地向周圍的人道歉。都是我搞砸了。這是個難以補救的過失，可是我不是故意出糗的。蓋博本來跟我走在一起，有說有笑，我卻再次讓孩子陷入尷尬難堪的處境。

當時，蓋博的心裡究竟在想些什麼，外人難以想像。他只是個熱愛運動的孩子，在他的心裡，優雅的舉止和完美的體態是理想典範。蓋博跟哥哥和妹妹不時看著我摔得四腳朝天，但是他們不在乎我笨手笨腳，還包容我生活中的諸多缺陷，希望找出什麼來彌補他們心中極力保護的「父親」典範。

我卻當著他們的面，在公共場所摔跤；陌生人的熱心協助更使他們感到尷尬。這種時候，我的病已經不再是我們家努力克服的私事了。孩子們受到的傷害清楚寫在臉上，我不能置之不理，也不能一廂情願地告訴孩子，人生依然十分美好。

這一夜，我對蓋博感到十分抱歉，可是他不理會這些，只希望趕快忘記發生在父親身上的事。「沒關係的，爹地，」蓋博若無其事地咕噥：「我知道你是不得已的。」蓋博對這種場面已經習以爲常。其他孩子們也有類似的經驗，他們像老鷹般冷眼旁觀，記錄下我走錯的每一步和摔倒的每一跤。我常常在想，不知他們是否也在我日漸衰頹的肉體上看見了自己的將來？

「爹，」幾年前，班猶豫地問我：「你知道爺爺有什麼毛病嗎？」這個問題無端端冒了出來。「我曉得。」我平靜地回答。「你也得了同樣的病嗎？」我的心跳停了一拍。「是的，班。」這下子換年少的班愣住了。「我也會生同樣的病嗎？」這個問題刺穿了我的防護盔甲。毫無疑問，他這個問題是很認真的。我很快思索了一番，然後慢條斯理地回答。「我不曉得，班，」我近乎喃喃自語：「希望不會。」

「我以後也會得MS的，」幾年前，有一天蓋博如此對我宣布：「你排行老二，我也是。」這個說法相當隨性，毫無脈絡可循。一定是他在某個時刻看到了我的某個舉動，讓他聯想到了自己。「我不會有事的，」他安慰我：「別擔心。」

每回講到未來時，我都無法給孩子一個讓他們安心的答覆。我無法用那些想像得到的善意謊言，佯裝成他們期盼得到的誠實答覆。或許讓他們安心比事實更重要，可是我並不知道真正的答案，也沒有多少時間可以仔細思考。說實話，沒有什麼事情是絕對確定的；關於這個經常縈繞心頭的問題，恐怕也沒有什麼足以寬慰人心的答案。

在班即將出生前，有一回遺傳學顧問在例行的會面中告訴我們，遺傳學上並不認為多發性硬化症會傳給下一代，我們信以為真。如今，沒有任何專家敢如此斷言。當時，美樂蒂心中即使有疑慮，也都擱在心裡。而我當時關閉了腦海中的雷達，因為再過一個月班就要出世，何必在這個節骨眼去追問那些得不到答案的問題呢！即便如此，我們仍然放不下心。過去我們實在流產了太多次，所以一心一意只想平安生下小孩，壓根沒多想出生以後的事。我家一連三代都有人得多發性硬化症，但這個問題一直被擱置在一旁，但現在問題擋也擋不住了。

罹病的三十年來，我始終無從得知，未來的路上有什麼在等著我。我的人生已經全然改觀；孩子們無緣見識過去馳騁運動場那個意興風發的我，這將是個永遠的遺憾。以前的我強壯有力，踢足球跑步樣樣行；如今却力不從心，枴杖不離手。

在孩子們眼中，我只是他們比賽時跑來湊熱鬧的觀眾罷了，爹地總是在界外或看台上為他們加油。孩子們心裡有數，他們是家裡最精明的人，目光銳利，直覺過人。生病的事是瞞不過孩子的，至少瞞不了我的孩子。這些不算小的孩子需要看見，也要了解和經歷這一切。他們必須對這種病有所認識，才能自在以對，成為家裡的一份子，跟大人一起調適。

小孩的笑聲帶來希望，讓我們認清楚家庭生活中最重要的是什麼。孩子會決定一個家庭的整體氣氛，他們雖然不曉得家裡正有個如此棘手與不堪的困境需要克服，却身處其中，發揮神秘的影響力。世上哪個家庭不是如此呢？不過，我當然覺得自己的家庭是獨一無二的。

美樂蒂跟我忙得不可開交，孩子是我們這個名為「家庭」的事業當中的合作夥伴。我們製造的產品是各式各樣的麻煩，每個小鬼都以為自己是董事長，並且努力確保兄弟姊妹不會私擁太多資金——也就是媽媽關愛的眼神。

十五歲的班是名義上的孩子王，但他只會虛張聲勢。班扮演著暴君的角色，偶爾會變成仁慈的獨裁者，不過我認為他是個冒牌貨；他的心地太善良，對外人又很親切——他在家裡從來不肯流露出這一面。班是隻聰明的狐狸，自作主張保護籠裡的小雞。他說的話弟妹都會聽，可是維持不了多久。班是個運動員，又有一頭金髮，我們都曉得這些特徵在我們的文化裡，對孩子十分有利。班聰明又機伶，他看到我的失足、絆倒與摔跤。班察覺到我的痛苦，深深為我難過，而我却無法卸下他心頭的重擔。班用自己的方式了解了疾病的多重意義。

班始終不明白也不努力搞淸楚的是，弟弟怎麼可以來到這個世界。蓋博呱呱墜地時，他那兩歲大的政治家哥哥就在遊戲間示威抗議，揮舞著手臂用頑固的語氣，一再說「不！」十餘年後，班仍然沒有改變心意。

十二歲的蓋博跟哥哥不一樣；他從容悠閒，凡事不強求，也不認為自己擁有這個世界。蓋博向來都很善解人意，但從不徵求他人的認可；事實上，他根本不在乎別人的看法。蓋博只在乎任天堂電玩。這個老二沒有觀眾，只表演給自己看。

蓋博設定自己的羅盤，傾聽自己心中的聲音，那個聲音究竟跟他說了些什麼，外人不得而知。可是，當蓋博說出心中的想法，率直地追問別人不敢啓齒的問題時，他可是一點也不客氣。大多時候他只把家裡上演的戲碼看在眼裡，但是不做任何評論。

年紀最小的莉莉．梅可絲是個強悍精明又迷人的小姑娘。她認真執著，紀律嚴明，喜歡獨來獨往。莉莉擅於擊敗掠奪者——尤其是哥哥們——她只要吼叫一聲，就足以嚇跑他們。我美麗的十一歲女兒是一朵帶刺的花兒，跟哥哥們生活在一起，莉莉總是遊刃有餘。

對小孩來說，面對父親每下愈況的健康狀況，又要在情緒的困境中成長，可能會耗盡孩子快樂純真的童年。自己一個人要勉強存活是一回事；想在身體不聽使喚的情況下照顧小孩，又是另一回事。在危急關頭，我卻虛弱得無力保護小孩，這一點始終讓我耿耿於懷。那件事發生在一九九二年，有一回搭火車時，我差點害死了班。這樁意外發生在間不容髮的一瞬間。

班像一枚閃閃發亮的銅板滾進新的陶瓷撲滿似的，一下子掉進火車和月台之間的狹小間隙。他那一摔，彷彿慢動作似的，像極了電影的一個瞬間片段，而我却無力阻止它。我兒子面無表情，只抬頭瞄了我一眼，就消失在我眼前。那天，我小心翼翼地帶著還不滿四歲的兒子出門，可是神經系統的疾病讓我喪失了協調能力，無論怎麼謹慎還是出了意外。

我們父子原本手牽著手，站在火車站的月台上等車。因為月台和列車之間的間隙太大了，我特別小心翼翼。身體的接觸感覺很舒服；當他伸出手來牽我時，我心裡還安慰地想，班需要我。我向來都覺得，他跟母親特別親近，他們母子之間有股吸引力，像磁鐵般強烈。火車到站後我們手牽著手跳上車，其他乘客也來來去去地上下車。就在這時，班突然回頭看向月台，驚呼：「爹，你瞧，你的CNN卡！」

我的CNN工作證赫然躺在靠列車門邊的月台上。我大吃一驚，趕緊吩咐班留在車上，等我去撿那張卡片。我向前邁了一大步，一下子就回到月台上，再彎腰取回我的工作證。就在這時，我聽到班大喊：「我來幫你。」我的手本能地向後一伸，做出人人都會做出的手勢：不！

如今回想起來，這件意外的細節雖然已經有點模糊不清，可是我知道是我不對。我沒有想到班會跳下車跟過來。我想是我伸出去的手臂意外將他擊倒，害他摔進那條像烤麵包機塞麵包的細長縫隙裡去的。我愣了一下才會意過來：班掉下去了！就夾在月台和列車之間。幾千噸馬力的火車正發出嘶嘶的怒吼聲，轟隆轟隆地震動著，隨時準備啓動。轉瞬間，這輛火車忽然變成一隻猙獰的金屬怪獸，打算吞噬我的兒子。

那天早晨，是我失手將班推入險境，同時又救回了班一命。當時我笨手笨腳，心神不寧。我努力做出果斷的反應，卻失去判斷力。我看不清，所以採取錯誤的行動。我沒有善盡父親的責任，讓孩子失望了。在那一刻，對小孩來說，我是個不合格的監護人。然而，那其實只是一個變了調的平常時刻。如果不帶班出門，我等於向自己的生命認輸，同時也剝奪了父子一同冒險的權利。在危急關頭，我高聲拜託其他乘客擋住車門，阻止列車開動，然後我跪下來，儘可能把手臂伸到車子底下的軌道邊，將驚嚇過度、目瞪口呆的班拉回月台上。

後來，每回想起這件意外，我都餘悸猶存；儘管對班來說，恐怖的記憶已經成為過去。十年後，無論我陪同孩子走在城市的哪個角落，那千鈞一髮的場景，仍然在心頭不斷重映。

我總是牢牢記住自己的缺陷與能力的限度，把它儲存在心頭最容易觸及的地方。我的動作遲緩，不慌不忙，總是再三考慮，力求正確。如此一來，我發現錯誤幾乎沒有容身之處。如今，無心之過全都在我意料之中，這是我必須忍受、每天都要面對的夢魘。

可惜無心之過和意想不到的事件，總是不斷發生。當癌症初次來敲門時，宛如把炸藥丟進家裡來。在第一回合的攻防戰中無人受傷，美樂蒂跟我很快就達成共識，決定告訴孩子們實情，同時儘可能誠實地回答他們的問題。我們一起坐下來，告訴他們眞相。蓋博率先發問：「你會死嗎？」以前從來沒有人問過我這個問題。「不會的，蓋博，」我回答：「我想大概不會。」這個答覆使蓋博勇於提出下一個問題。「我們還能收到獻殿節（Hanukkah）和聖誕禮物嗎？」問得好。「當然可以，蓋博。」

三個小孩並沒有被病魔嚇壞。他們都想知道究竟發生了什麼事。我們那一代成長時就沒這麼幸運，長輩對於我們的諸多疑惑與不解，多半沉默以對，其實這遠比告訴我們實情所造成的傷害更大。結腸癌來了又走了，孩子們也從經驗中長了見識。我們在他們面前從不迴避任何跟癌症有關的談話，而他們對這個話題也沒有特別感興趣。家中再度恢復平靜。

當我們確定癌症復發時，家裡的生活立刻起了變化，原本輕鬆以對的態度消失了，被遺忘了。美樂蒂跟我都十分震驚，沒有料到會發生這種事。起初我們並沒有跟孩子說什麼，過了一陣子，消息的熱度冷卻下來，我們才恢復鎮定。

不久，我們就採取上回通過考驗的低調方式來面對孩子，告訴他們醫生並沒有把癌細胞拿乾淨，有時候就是會發生這種情形。我們當然沒提起肝臟恐怕也受到影響的消息；還好這個隱憂在幾天內就排除了。但腹部手術可能帶來的種種麻煩太複雜了，很難向孩子說清楚。然後，我們就靜靜等待。

外科醫師要過幾週才有空為我進行手術，等待期間美樂蒂跟我都儘可能待在家裡，日子就這樣一天天過去。我努力寫作，為《紐約時報》寫我克服MS及結腸癌的心路歷程，文末最後一句話是：「我一定會康復。」這篇文章在手術當天刊出，孩子們讀了都很開心。

但是美樂蒂帶他們到醫院來探望我的時候，他們可就笑不出來了。嗎啡藥效強烈，使我的意識十分模糊。蓋博來了以後一直不肯待在病房裡，他一見到我身上插滿了各種管子和點滴，立刻嚇得逃到大廳去；那兒比較清靜，遠離了令人難以喘息的病痛，似乎比較安全。後來蓋博告訴我：「看見自己的父親得了致命的病，真的教人好難受，」接著又加上一句：「我好氣！」我也是。我們根本不該讓蓋博置身那種不堪的場面，可是他自己堅持要來探病，做父母的實在很為難。這一幕對每個人來說都很難承受，我很不希望孩子們見到我這副病懨懨的模樣。班和莉莉在病房裡嚇得不知道該說什麼才好，我自己因為打了止痛劑而過於虛弱，更是說不出話來。

幸好家給我們機會，和家人有親密頻繁的接觸，我們才能傾聽孩子的心聲，評估他們的反應和感覺。感恩節過後不久，當時我二度跟結腸癌纏鬥剛出院返家，生活頓時起了變化。我被癌症狠狠修理一番，全身淤青淌血。我痛得不得了，肚子上又掛著那個令人痛恨的排泄袋，深秋的寒意一下子就瀰漫到屋裡來。

每天早晨，天空都是灰撲撲的，我的心情也跌到谷底；事實上，我根本不曉得這是怎麼回事。癌症戰場上的爆烈怒火，神不知鬼不覺地、避開了我情緒管理雷達的偵測、爬上床、隱身在我內心的重重陰鬱之中。在家裡，雖然人人都曉得「它」躲在哪裡，我自己卻偵測不到徐徐流出的壞脾氣。我的人生本來不該走到這一步的，對未來的恐懼幾乎將我的耐性消磨殆盡，而我竟然還以為自己很鎮定。

我低著頭，根本看不見周圍的人。但是即使垂著頭，心情低落，我還是將視線投向孩子。本來我以為孩子們對我的歸來歡欣鼓舞，其實不然，他們拚命躲著我，而我卻對他們張牙舞爪。「去做功課，把音樂關掉。」我咆哮著。「把那團亂七八糟的東西清理乾淨。」我下令：「不要留給你媽跟我來打掃。」到了晚上，我不高興地繃著臉坐著，張大眼睛盯著手錶，以便準時趕他們上床去休息。

我陷入絕望，身體相當不適，也不確定能不能康復。我的結腸完全不受控制，這一點周圍的人都看得一清二楚。孩子待在家裡的各個角落，什麼事都逃不過他們的眼睛，至於他們注意不到的事，用鼻子就嗅得出來——沒有什麼比聽見自己的小孩說「你該換衣服了」更教人難堪的了。親子角色已經異位，這使我羞愧不已。

過度神經質又愛鑽牛角尖變成了罹病的另一個後遺症。要讓怒不可遏的情緒就範，幾乎是不可能的任務，因為它來無影、去無蹤。我健忘到了極點，行為近乎精神病人；人人都看在眼裡，只有我自己渾然不覺。我躲在自己的內心世界，跟家人和朋友隔絕，只有受到召喚時才出來。

最後，另一半終於受不了，要我坐下來談一談。「你快變成一個怪物了，」她好心警告我，沒說我早就已經是一頭怪獸。我茫然瞪大眼睛，心想，我的脾氣壓抑得還不錯呀，她究竟在胡說些什麼？

她的警告，和孩子悄悄避開我的事實，都穿不透我的防護盔甲。我的確察覺到他們都刻意跟我保持距離，這當然是出於自衛。莉莉從我身邊走過去時，會故意假裝看別的方向。「理查，睜開眼睛瞧瞧吧，」妻子懇求我：「不要對自己的孩子做這種事。大家都跟著你受苦。」我曉得她說得沒錯。怨怒這頭野獸勒住我的脖子，控制了我，想要掙脫並不容易。憤怒是很難管束的，它的火焰熊熊燃起，定期暴動造反，想牢牢控制需要長期努力。

我決定跟孩子們好好談談，我們把它變成一場訪談。「班，你今年十三歲了，你可以跟我說實話，」我冷靜地問：「我是不是很難相處？」班猶疑地堆著笑臉，坐在那兒盯著我。

「你真的想聽真話嗎？」他問。我點點頭，接著防洪閘門就嘩啦地打開了。「你真的很討厭耶！」他很高興終於可以一吐為快，發洩一下情緒。

「我真想在你面前尖叫幾聲，踢你一腳，」他接著說道：「可是媽要我讓讓你，多給你一點空間。」我臉上的笑容在瞬間消失，這些可都是相當嚴重的控訴。蓋博看我中箭落馬，也乘勝追擊：「感覺上你真的很恨我們！」莉莉則在一旁，靜靜地搖搖手指。

孩子們心頭的痛楚就這樣嘩啦一聲，全部傾倒在我腳下，使我無言以對。反正，想改善親子關係，光說不練是沒用的。這真是當頭棒喝啊！我太耽溺在自己的世界裡了，其實我應該多為他人著想。我們這些病人並不是孤單一人、獨自躺在醫院的病床上的；不管我們是否視而不見，家人其實就近在咫尺啊！

陽光燦爛。某個晚冬清晨，我醒來時天空特別蔚藍，我覺得自己也好些了。經過了無數陰霾籠罩的日子，這個發現讓人別有一番領悟。置身漫長的隧道，看不見盡頭的光，實在難捱。這天早上，我替美樂蒂泡咖啡，還自告奮勇為孩子們做鬆餅。「看來你心情不錯嘛，」

另一半酸溜溜地說，我只是看著她。「你曉得這些日子以來，你是怎麼對待我們的嗎？」她問我，我默默看著她。

「你絕對不可以把自己的難題變成別人的負擔，」家父曾經如此教導我。我們當然不該如此，但我偏偏犯了這個毛病。或許這是不可避免的；我不是個十全十美的人，無法防止自己把負擔壓在摯愛家人的腳趾上。家父當然是對的，可是當危機來臨時，實在很難謹守這些訓誨，幸好有家人的寬容與體諒。

孩子們兩度在情感上付出龐大的代價：首先是應付我的病，然後是應付我。年幼的心靈在面對父母的大病時，必然會對未來產生陰鬱恐懼的幻想，而我自私的怒火使這段痛苦經驗更加難熬，無端加重了他們的負擔。

接下來會怎樣呢？這個疑問悄悄地潛伏在家裡，躲在幼小的心靈中。當孩子們親眼看著我費力苦撐時，他們臉上的焦慮更甚於對父親的關心。嘴上雖然不說，但是他們顯然很想知道自己往後的人生究竟會如何。

班巧妙閃過這個話題。「反正你會知道怎樣克服困難，」他鎮定地說：「你就是會。」

班模仿大人的口吻。天曉得班究竟聽我們說過多少次這樣的話？我很擔心他輕鬆的口吻背後其實隱藏著深沉的恐懼。「我相信它絕對不會發生在我身上。一定不會的。」班冷靜地說。否認的天份可能來自遺傳，閃躲的功夫則是跟我學的，出於本能，一學就會；或許兩者兼而有之。盲目的安全感讓人感到溫暖舒適，而且還很誘人。不過，班說得的確有道理，任何慢性病患者，只要把內心的恐懼藏起來，日子就會好過得多。「你不能老想著那些事，」他告訴我。這個世界應該明文規定，不可讓孩子太過憂心，或受到心靈創傷。「以前，你的病對我來說是件不得了的大事，」班說：「現在，我已經習慣了，我們都學會用平常心過日子。」

孩子們和罹患重病的家人共處時，都會想到有朝一日，這種病可能也會降臨在自己頭上；這樣的孩子面對的是可能持續一輩子的威脅和挑戰。想到自己有朝一日可能會加入家族的MS俱樂部，這個念頭一定十分嚇人。或許，我從孩子們那兒聽來的寬慰的話，以及他們對生命和自己的信心，不過全都是一時逞強罷了。

或許，他們在奮力掙扎中變強壯了。我們給孩子的身教是：保持樂觀。他們對自己的未來並不感到恐懼，他們曉得自己深受父母寵愛。每當我和美樂蒂找到了安全的路徑，我們就會悉心帶領他們安然通過痛苦的領域。擁抱孩子是我們日常生活中最重要的舉動，這樣的擁抱天天都要重複。「莉莉，你知道嗎？」我會這樣問她。「哎，我曉得，你很愛我。」她不耐煩地把我的話接下去說完，同時還翻著白眼。撇開她的演技不說，莉莉可能還是很喜歡聽到這樣的話語的。愛的表示似乎可以治癒某些病痛和苦難。

體驗過重病威脅的孩子會提前長大，有時疾病甚至會剝奪了他的童年，我們絕不容許這樣的事情在我們家裡發生。隨著孩子日漸成長，他們自然可以充分理解各種可能性和後果。我們的兒子身上已經出現那份善解人意的心思，和明白事理的能力。我們的孩子似乎以為，而且真的相信，在任何情況下，這個世界都不會因他們而瓦解的。

當孩子問起跟我的健康有關的問題時，並不真的想得到答案；他們只是聽聽，然後就突然岔開話題。我傳達給他們的訊息和那些要他們安心的保證，想必在某種方式下，多多少少傳進他們的耳朵裡了。或許，他們想讓我知道，他們是在乎的；或許，他們只是想讓這個話題繼續存在下去。

「莉莉，我們可不可以談談？」有天晚上我問她。「我想唸書，」她回答。「我想問你一件事，」我輕柔地說。「自從我生病動手術以來，已經過了好一陣子，現在我覺得好多了。」「那樣很好啊，」莉莉打斷我的話，或許感到有點不自在。「你覺得，現在情況有沒有好一點？」我繼續追問。莉莉別過頭去，想了一下下。「是好一點了，」她小聲地說。「一點點。」她笑著補充：「或許吧。」我莞爾一笑。「你覺得自己很幽默，對不對？」最後我問道。她停頓了一下。「其實，我覺得你才好笑，」她表情嚴肅地回答。「看起來很好笑。」她補上一句。莉莉真懂得規避她不想面對的問題。

生病時還一路保持微笑，其實是很荒謬可笑的，儘管這種心態會不時帶來奇蹟。我的薔薇色樂觀眼鏡好久以前就收進抽屜裡去了，跟美樂蒂已經破碎的那一副放在一起。這輩子，美樂蒂不得不提前拋棄浪漫情懷。她沒有料到自己會有個大病纏身的丈夫，可她畢竟遇到了。

12 最佳盟友美樂蒂

二〇〇二年春天，美樂蒂獲悉《仕女家庭雜誌》打算再度邀請她擔任九月號的封面人物，廚房餐桌邊便瀰漫著一股黑色幽默氣氛。我又提起那個尖酸刻薄的笑話：把理查寫成家裡的廢物。雖然美樂蒂很喜歡這本雜誌，却不怎麼反駁我對這個專題報導尖酸幽默的調侃。我嗅得出來，這篇報導將會是一場災難。

我心想：拜託，別再鬧了。二〇〇〇年十月號的《仕女家庭雜誌》封面故事賺人熱淚，報導電視新聞界的明日之星跟她的殘障丈夫。這篇文章把我寫成飽受病魔摧殘的丈夫；美樂蒂則是承擔百般折磨的賢妻良母。雜誌的封面和索引特別用「令人心碎」和「毀滅性的大災難」等字眼來突顯我的處境，與事實相去甚遠。

「美樂蒂・維耶拉突然淚如泉湧，」該期雜誌用這句話做開場白。淚水是真的，偶爾會在我們家裡出現，因為美樂蒂比較多愁善感，不像我這般鐵石心腸。不過，淚水之中其實仍有堅強的毅力在。但這篇文章却暗示美樂蒂感情脆弱，動不動就淚眼汪汪，實在是個誤導。美樂蒂其實是個堅強的女人。

我敢說，下一篇報導肯定會煞有介事地把我寫成病入膏肓的廢物。

結腸癌再度來襲，我在《紐約時報》上發表了一系列文章，誠實地寫出惡疾纏身的奮鬥過程，所以我的私事已經公諸於世了。他們很可能會把美樂蒂的生活寫成一部肥皂劇，我實在不喜歡自己所預見的結果。「你拍雜誌封面時應該坐在輪椅扶手上，」我建議她：「或者，你也可以躺在氧氣帳裡，就躺在我身邊。」美樂蒂有個更棒的點子。「我就穿那件打算在你的葬禮穿的美麗黑色洋裝如何？你曉得，就是動癌症手術前買的那件，」她邊說邊呵呵笑：「真可惜，我一直都沒有機會穿那件衣服呢！」

幸好我悲觀的想像並沒有成真，雜誌刊登出來的文章寫得還不錯，因為美樂蒂在緊要關頭先下手為強。她跟這篇報導的作者共進午餐時，我恰好打手機給她。「是啊，我正在接受訪問，」文章引述美樂蒂跟我的對話：「我剛好提到，我必須照顧你，因為你已經病得不成人樣。」採訪者如實記錄美樂蒂的話：「我們這位神情愉悅的採訪記者聽了突然愁眉苦臉，好像哥德式建築上的魔鬼雕刻。」我相信她聽懂了美樂蒂的暗示。

二〇〇二年九月號雜誌的封面故事標題是：**看我爲愛付出了多少**，暗指美樂蒂犧牲了事業上的大好良機，全心照顧家人和長期臥病的丈夫。如果有必要，我相信她一定願意這麼做，可是這並不在我們的計畫之中：美樂蒂從事她所追求的職業生涯，她選的是可以滿足自己的工作，因為美樂蒂熱愛工作。

我們夫妻倆這齣沉悶的戲碼，幾年來一直是名人新聞的熱門話題，《星報》（*The Star*）率先刊出〈電視主持人美樂蒂‧維耶拉的祕密家庭悲劇〉，驚爆「美麗的女主持人美樂蒂‧維耶拉隱藏了一個令人心碎的祕密」，那個祕密就是多發性硬化症與我。

跟癌症交鋒第一回合後，連防洪閘門都擋不住八卦潮流。《電視週刊》（*TV Guide*）刊載一篇報導，說我的妻子是一肩挑起持家重任的「女超人美樂蒂」，因為她的丈夫實在病得太重了。《給你更多》（*More*）則改寫了美樂蒂的工作經歷：「因為擔心（理查）日漸變差的視力和身體協調能力，她放棄了《六十分鐘》，改播《CBS晨間新聞》。」什麼！有沒有搞錯？美樂蒂是因為二度懷孕，才被迫離開《六十分鐘》的，因為那些老傢伙已經懶得聽美樂蒂的媽媽經，何況當時她肚子裡又懷了老二。

得了慢性病的理查已經成了公眾人物，我在大眾文化中的形象，多多少少看在孩子眼裡。我雖然努力掙扎，想維持一種強壯的男性形象，把那些百折不撓和堅強毅力的心得教給孩子，可是這些刊物非得把我寫成一個殘廢無助的孱弱病人不可。孩子們相信這些嗎？有些胡言亂語或許可以一笑置之，但是有的却讓人感到氣憤，也讓我們的親子關係產生問題。

這些年來，我已經很習慣報章雜誌派給我們的角色了：美樂蒂是為愛犧牲的烈女，理查則是悲慘的病人，是妻子不得不背負的重擔。這是小型畫報和女性雜誌刊登的通俗版本，然而實情並非如此：真實生活其實更複雜、更有特色，下面就是我們的真實故事。

我們是快樂的人，常常開懷大笑。美樂蒂跟我都是怪胎，時常仰賴朋友的體貼度日。維耶拉跟柯恩不是典型的美國人，一般人並不會太積極邀請我們加入飯局牌搭。美樂蒂跟我不愛交際，不是因為生病的關係，而是因為我們喜歡隱居生活，樂於跟彼此作伴，還愛跟孩子一起打發時間。

我們其實很平凡，只過自己喜歡的生活。我們不太看電視，對足球賽也沒有太大興趣，但我們有廂型貨車，喜歡開車出遊。我不愛吃熱狗，也不喜歡湊熱鬧看樂隊遊行。我討厭刮鬍子，美樂蒂討厭穿內衣——她在主持談話節目《觀點》時總是不放過每個機會，把這件事告訴全美國的觀眾（不過她忘了補充，在那些光鮮亮麗的華服底下，她還穿了一件舒適的舊緊身連衣褲）。還有，美樂蒂不喜歡接電話，對電話鈴聲時常充耳不聞，即使她剛好就坐在那部尖叫不停的機器旁邊也不為所動。

我們認為，能在家裡跟三兩好友相聚，徹夜開懷暢談，共飲幾瓶紅酒，是一大樂事。

我們喜歡老朋友，家庭關係很緊密。這個家沒有烈士，也不歡迎烈士，受歡迎的是笑聲，快樂的喧鬧聲經常從敞開的窗戶傳出去，關不住的還有孩子們打打鬧鬧的幸福聲音，至於絕望的慘叫聲則是憑空捏造出來的，我們晚上回家並不會正經八百地點上蠟燭，哀悼一番。

不過，如果一口咬定我的病情不曾大大改變我跟美樂蒂互動的方式，和我們看待彼此的眼光，以及我們對對方的感覺，那絕對是騙人的。疾病突然來襲，占據我們的生活，迫使這段感情付出珍貴的代價。長久以來，我的健康危機以及持續盪漾的餘波，引起重大的壓力和反彈，難免使我們的婚姻生活受到衝擊，起了變化。當我們所珍惜的感情，在壓力與不安的重擔下受到壓迫甚至有所轉變時，我們有時也不得不用痛苦的方式來改寫我們的生活。這份情感跟初始之際已然大不相同。

一九八三年，美樂蒂去鱈角探望我，當時我們還在談戀愛。我們的感情熱烈動人，彼此之間的吸引力像八月豔陽下一路迤邐到海邊的沙丘一樣，暖呼呼的。美樂蒂跟我在普羅旺斯鎮散步閒逛，累了就坐下來聊天，品嘗美酒，欣賞紅通通的夕陽。我們玩西洋棋，一盤又一盤地下；美樂蒂寧可作弊也不服輸。有天晚上，我們買了龍蝦準備做晚餐，可是美樂蒂一時心血來潮，決定把牠們通通放生，她解開牠們的鉗子，讓這些笨拙的紅色爬蟲爬回大海去。

對美樂蒂而言，這個舉動具有神祕的象徵意義，而我只能聳聳肩，看著二十五塊美金漂洋過海到葡萄牙去。不過，在那一刻，我曉得美樂蒂是認真的，而我也離不開她了。美樂蒂早就不再喊我的小名里奇，現在她只叫我理查，這件小事顯示，我們的感情又更進一步。我送給她一個破舊的龍蝦填充玩具，那是我在爸媽家找到的，我要美樂蒂把這個布做的龍蝦帶回芝加哥去。「把它帶到密西根湖去放生，」我告訴她。我們的未來似乎已經緊緊繫在一起了。

我當時並沒有什麼特別的期望，只幻想要一段率真單純的感情。當然啦，我的人生已經越來越錯綜複雜，而美樂蒂又是最難對付的一號人物——我是說假如發生正面衝突的話。美樂蒂很善變，可是也很容易消除戒心。「你曉得我多缺乏安全感，」她常常如此告訴我。美樂蒂過去很快樂，但是沒有自信，後來她當了談話節目主持人，練成了萬事通。

我希望自己的健康不要變成我們之間的障礙，所以拚命努力。可是多發性硬化症一定會影響感情，沒有辦法迴避。兩人若要推心置腹交往下去，就必須把彼此的健康狀況全盤托出，毫不隱瞞。至於疾病究竟會如何進展，那就不得而知了。「我曉得你得了MS，」美樂蒂說：「可是我只往好處想，不去理會最糟的狀況。」當時我們並不曉得，我們將傾注餘生所有力氣，跟病痛的現實抗爭奮鬥。我的身體早晚會越來越糟，這是不可避免的，但美樂蒂跟我都不去想這個問題。「你的病情進展得似乎很緩慢，」她告訴我：「感覺不像真的生了病。我曉得它是真的，可是你無法預料將來會發生什麼事。」

雖然我們常常談到多發性硬化症，而且多半是我自己先提起的，可是美樂蒂並沒有流露出不安的神色。「我決定不再去想這整件事，」美樂蒂承認：「討論不會有結果，也不能解決問題。你看起來很健康，我強迫自己相信你永遠都會好好的。」

疾病的話題就這樣慢慢沉寂淡出。我們不斷前進，彷彿按照計畫進行，而且我們一直在活動。「你以前很喜歡出門，每回在城裡一走就是好幾個鐘頭。你還記得那些日子嗎？」美樂蒂問我：「你認為約會就該這樣，有一回，我們搭史泰登島渡輪，一路走到中城去。你一定記得的。哎，你好怪，約會點子也與眾不同。」

我們的確喜歡散步，而且還愛跑步。我們一直跑，跑個不停，在沙灘上跑，在鄉村小路上跑，在曼哈頓的河濱公園跑，在芝加哥的林肯公園跑，甚至跑到外國的土地上去。跑步是我們共同的愛好，它讓我們旗鼓相當。美樂蒂跑得比我快；可是我跑得比她遠。我們相互競爭，不過從來不是為了打敗對方，而是要超越自己，總是想試試看自己是否可以跑得更快、也讓身體更強壯。

跑步讓我們感到平等，它成了我們的象徵，也是我們今生的最佳寫照，它象徵了我們的人格特質，以及我們想過的生活。美樂蒂似乎是朝著某個目標跑去，我則是想跑得遠遠的。「看你跑步的樣子，好像可以就這麼跑贏你遇到的問題，把病痛甩在後面似的。」多年以後美樂蒂這樣告訴我。

但我終究逃不出疾病的魔掌。最後，逐漸走下坡的身體迫使我退出跑道。美樂蒂顯然十分懷念過去那段時光，懷念我們一起經歷過的冒險。談起我們當年活力十足的生活，她的眼神充滿感傷。

「一起跑步，一起登山，對我和我們來說十分重要，」美樂蒂說：「本來我們應該一起跟孩子共享這些樂趣的。」

然而，我可能永遠都沒辦法跟任何一個孩子一起做這些活動，美樂蒂和我都失望不已。每回看班身手矯健地登山，有時母子同行，我也好想跟去。告別我們多年來的馬拉松長跑後，美樂蒂的相本增添了另一種照片——帶著苦澀色調的現實寫真。「有時候你說你力不從心了，我也一樣。」美樂蒂說：「你要是還能跟我旗鼓相當，不知有多好。」

這種說法不失公允。我們已經不再處於對等的地位，光是這個念頭就夠教人心痛了。聽見另一半語帶猶疑和灰心，質疑感情關係應該建立在平等的地位上，我的自尊心暗暗受傷。美樂蒂當然有理由這麼想，我自己一度從跑步中感受到的平等，也早就被刺骨的殘缺之感取代了。

「有時候，我覺得你是我的第四個小孩。」美樂蒂幽默地說，這句話當然一點也不好笑。這說法確認了我長久以來的感覺。我的雙手已經不管用了，必須麻煩美樂蒂幫我扣袖釦，有時還得幫我把鑰匙插進孔中轉開。我的視力也不行了，她必須替我找掉落的鉛筆，或是量鬆餅粉。「你的身體有時真教人受不了。」美樂蒂告訴我。從妻子變成母親，確實夠悲慘的。

許久以前，我也曾看著自己的父母對調角色；父親的身體逐漸走下坡後，母親便負責照料他。每回心中浮起母親的身影，她總是陪侍在父親身旁，時時留意著他，在他行動時，隨時準備攙扶他。而父親總是搖搖晃晃，好像隨時都會跌倒；母親則隨時準備照顧他。家父是個虛弱的老人；另一半則扮演母親的角色。每當父親小心翼翼踩上街道的路邊石，或是上下樓梯，母親總是攙扶著他。

美樂蒂也用同樣的姿態來保護我。她做得很巧妙，完全不著痕跡，即使一邊跟別人聊天，還是隨時留意著我。她總是在關鍵時刻及時出現，目光看著別處，假裝若無其事，其實卻像老鷹般守護著我，練就一番徘徊警戒的工夫。

以前不是這樣的，我們曾經旗鼓相當，勢均力敵，人格特質與職場表現皆然。美樂蒂是面對鏡頭的記者；我則是隱身幕後的製作人。美樂蒂坐在寶座上；我則是背後的操盤手。我以前賺得比美樂蒂多，但我們都很清楚歷史的偶然不久就會改觀，而我們兩人都不怎麼在乎這些身外之物。美樂蒂跟我都很樂意分享彼此的機會與專長，對自己和對方都十分滿意。我們熱愛我們的共同生活。

自從我走路不時摔跤後，兩人的互動模式也跟著改變。我的身上不是這邊麻了，就是那條腿走不穩，摔倒是無可避免的事。這一天終究來了，我堅強的自尊，防彈的盾牌，終於破裂了。小小的意外，短暫的跌倒，和重重的一摔，至少還在安全的地方。可是，這些屢屢發生、猝不及防的失足踉蹌，使我的虛弱無力眾所皆知，我爲此感到無地自容。這個傢伙究竟獨自上街做啥？我自己也很納悶。

缺乏自信影響了我的婚姻，也讓我開始懷疑自己。「你開始摔跤後，我對你的看法確實有所改變，」美樂蒂說：「每次你一出門就出事，回來時總是十分氣惱，我也越來越擔心。」美樂蒂沒說出口的是，她已經不再相信我有辦法獨自出門、平安返家。

在我的腦海裡，我看到美樂蒂一步步離開我。我越質疑自己的能力就越躊躇不前，我覺得自己漸漸失去吸引力，工作意願低落，人也明顯變得虛弱。在婚姻或感情生活中示弱是不利的，誰願意擁抱一盤軟趴趴的果凍呢？我覺得我們之間產生了距離，美樂蒂想必也有同樣的感受。

我跟美樂蒂之間逐漸失去平衡，兩人的自信心與自尊心之間都產生極大的鴻溝，這些都留下了痕跡。到了一九九〇年代中期，美樂蒂的事業持續在《觀點》向上竄升，登上巔峰，我却體悟到自己的身體已經不容許我做一般性質的固定工作了。我心裡痛苦不堪，只有了解我的妻子看得出來，她唯一的罪過是事業太成功了。

我並不嫉妒美樂蒂辛辛苦苦得來的成就，可是兩人的關係有了很大的改變。責任變了，角色也對調了，我們家逐漸形成傾斜的權力結構。美樂蒂跟我從來不信奉傳統價值觀，也不在婚姻大戲中扮演男女分工的傳統角色，但這些改變還是重重打擊了我的自尊心。

美樂蒂跟我從來不缺錢，我們的收入向來都足以負擔我們想過的生活。經濟責任從來不是問題，直到孩子們呱呱落地後，我們才需要為他們的未來設想。美樂蒂在鏡頭前工作，收入早就超過我。「老婆賺得比你多是什麼滋味？」朋友們常常大聲問我這個問題，有的人甚至問得如此露骨。「我覺得很丟人！」我回答：「而且一路丟到銀行去。」我們帶回家的收入相差太多，確實使我覺得自己不夠努力。當我連一塊豬排都賺不到，美樂蒂卻賺了那麼多培根回家來，感覺就是很不對勁。

我告訴自己，美樂蒂做的是她想做的事，沒人強迫她。「誰不想讓別人照顧，」美樂蒂沒好氣地說道：「我也希望自己不必工作。你從來都不肯相信，但這是我的真心話。」那些話聽起來很刺耳。「當然了，假如我過得太悠閒，」她接著說道：「我大概又希望有自己的事業。」美樂蒂開懷大笑，她是家庭事業兼得，才能看待自己的人生啊！「假如留在家裡，你一定會無聊死了。」我告訴她。「咱們來試試看啊！」她回答。其實，美樂蒂熱愛工作，只是嘴巴上不肯承認罷了。讓她辭職不幹？我可不敢想像美樂蒂留在家裡做家庭主婦的模樣。孩子們去上學時，她很可能會百無聊賴，對著小貓咪報新聞，一一細數自己的衣櫃。

養育孩子充滿了沒完沒了的棘手難題和例行公事，一樁接著一樁。郊區幅員廣大，上哪兒都得開車。我被貶到前座的乘客座位，永遠做個有名無實的隨扈，因為美樂蒂長了翅膀，盤據了駕駛座。我們只能用不同的眼光來看待彼此；夫妻關係失衡，由此可見一斑。

有時候，我根本不上車，留在家裡還比較省事。我時常坐在前院陽台，跟某個小鬼留在家裡，啜飲龍舌蘭酒，拿一本傳記在讀，美樂蒂則忙著載一車小孩去參加週末派對，然後自己想辦法打發時間，再把他們接回來。她負責選購生日禮物，巧妙安排行程，挨家挨戶去接小孩，送他們去參加這個聚會或那項活動，總是剛剛好及時趕上。

「我真希望你也能開車，」美樂蒂氣沖沖地對我說。「我辦不到啊，美樂蒂。」我總是極為鎮定地回答。「理查，我知道你辦不到。」她深感歉意地承認。「我只是希望你可以。」沒錯。「我也一樣。」話總是說到這裡，這是我們例行的儀式。來見見薛西佛斯（Sisyphus）跟他的大石頭吧！我很樂意拿酒和書來跟美樂蒂交換車鑰匙。美樂蒂討厭開車，我卻喜歡上路，因為車子代表行動自由。我渴望有一天能偷偷溜上駕駛座，在方向盤後面伸個懶腰，把離合器踩到底，換檔，然後上路。哪怕只有一次也好。

我是個大麻煩，在最痛苦的時刻，我想過我應該離開。但我有家庭，所以不能走。我留下來，懷抱希望，牢記什麼才是最重要的。我越來越糟的視力和日漸笨拙的手指，讓我無法善盡為人父和為人夫的責任，但我們接受這個事實。美樂蒂默默承擔一切，早已習慣人生的磨練，雖然我始終不習慣這一幕，美樂蒂卻似乎早就駕輕就熟。

當我坦然問起美樂蒂還有哪些夢想、失望與遺憾，她面無表情，不在乎地聳肩。「理查，事已至此，多說無益，」她無動於衷地說道：「我認為嚴厲批評這些事情過於任性，世事難料，你問我是不是希望時光能夠倒流三、四年？我當然巴不得如此啊！」

大約三、四年前，那時癌症尚未來襲，那段日子是我們人生的分水嶺，可說是平靜生活的尾聲、大災難的起始。發現癌細胞入侵以前，我們已經找到一種生活節奏；無論遇到多大的挫折，MS的病況何等悲慘，對抗病魔怎樣辛苦，我們似乎已經跟生活和解了。雖然生病使我受到許多限制，我仍然保持沉著穩定，和一貫的通情達理，這樣對我們的家庭生活比較有幫助。

結腸癌讓一切改觀。「癌症，」美樂蒂做出痛苦的表情說：「哇，憑空冒出來，還向我們開火兩次。」她頓了一會。「我心裡明白，這回大事不妙了。」結腸癌不知打哪兒冒出來，竟在生命的轉彎處向我們吆喝，好像馬拉松賽最後一圈衝刺才竄出的黑馬，後來居上。這場大病把我們打倒在地，還對我們重重踹了一腳。

美樂蒂要不是忘了最痛苦的日子，就是特別善於寬恕。「理查，這個家裡每個人都很愛你，」美樂蒂告訴我：「我很愛你，孩子們也愛你。」她頓了一下，又笑呵呵地說：「我們只是受不了你。」在這裡人人都是喜劇演員，不時傳出笑聲，不過有時候不大自然。我們並非隨時都春風滿面。

我們跟全美國與病魔奮鬥的家庭沒有兩樣。或許我們的包袱更沉重一點，還喜歡把頭埋在雲堆心生幻想。我們是一家人，而且竭盡全力想要保有這一切。美樂蒂有時會覺得自己單打獨鬥，勢單力薄。「你是個夢想家，」她告訴我：「而我卻必須務實點，讓列車按時行駛。」她指的是自己必須辛勤不懈地負起教養子女的重責大任，幫助他們安全度過前方可能出現的危機。「生病的人是你，你已經付出慘痛的代價，我只想讓孩子保有健全的心靈。」

那是我們的底線，而美樂蒂也努力不讓自己被打倒。「以前我很樂觀，」美樂蒂說：「我相信，明天一定會更好。你曉得，我過去是個快樂的人，向來無憂無慮，如今那個我恐怕已經不見了。」美樂蒂用堅決果斷的聲音說。

我們以前向來都無憂無慮。有好長一段時間，我們一直認為人生充滿驚奇和冒險。二、三十歲時，我們擁有無窮的機會，不識痛苦為何物。可是成家後，我們不得不變得成熟世故；沒有什麼比房貸和小孩更能夠打擊無憂無慮的生活了，病痛更是雪上加霜。

疾病帶來的身心折磨常常波及另一半和子女。對我們來說，這是個令人遺憾的事實。克服困境是家人共同參與的活動，我的妻小也都吃盡苦頭，他們同樣是病魔肆虐下的受害者。我們喜歡穿同樣的衣服、吃同樣的食物。從各方面說來，我們同質性很高，也深知彼此。因而，家人在這場大病中感受到的壓力不下於我，對美樂蒂來說尤然。癌症和多發性硬化症猛然破壞我的人生規劃，使我跌了一跤；美樂蒂很清楚她不能跟著倒下，她必須站得穩穩的。

站得穩穩的，言下之意就是忠實地守望，確保所有家人的心靈和情緒平靜無恙，讓大家的心連結在一起。美樂蒂加入了希臘擎天神阿特拉斯（Atlas）的行列，把整個世界扛在肩上。她要是能夠放輕鬆點，就會注意到陽光把她的世界照得多燦爛。「我們的確過得還不錯，」美樂蒂衷心地說：「看看我們建造起來的一切，還有我們的孩子，我真是滿心感激。」

我對她更是充滿感激。美樂蒂隨時都在我們身旁，她把我們家凝聚在一起。擁抱人是她最愛做的事。美樂蒂並不需要看到攝影機的紅燈亮起才進入狀況，她隨時都處在開機狀態。「我總是覺得好累好累。」美樂蒂嘆了一口氣：「我曉得這麼說太自我膨脹了，」她接著說：「可是我擔心萬一我自己出事的話……」美樂蒂沉默了片刻：「我很怕一切都會垮掉。」

假如美樂蒂的作為讓我們學到了什麼，那就是：想盡一切辦法撐下去。

13 心靈制高點

夏日炎炎，從火車站拖著沉重的腳步回家，就像登高般吃力。這一天並不好過；在我這個殘障者眼中，郊區的斜坡宛如聖母峰，高聳綿延到天邊，令人望之卻步。夏日午後的艷陽炙熱無比，氣溫直逼華氏一百度且持續攀升；我不安地想，要不了多久，我大概會被烤焦。

我從轟隆轟隆響的火車上打電話回家，彷彿在撥一一九求救，可是沒人接電話。電話鈴聲響個不停，表示沒人會開車來接我。我下火車時，赫德遜河風平浪靜，水波不興，只有熱騰騰的暑氣像緞帶般，從河面緩緩上升到烟雲瀰漫的氤氳之中。

高溫是多發性硬化症的大敵；記得一年前，蓋博跟我才嘗過苦頭。我安慰自己說，我的狀況還不錯，這次應該比較輕鬆。其實，上坡的路從來都不輕鬆，但我還是打起精神，爬上曲折的大街小巷。我拖著沉重的腳步，一路跌跌撞撞，一下子向前進，一下子又東倒西歪。我的平衡感已經在汗水形成的人工瀑布中短路了，雙腿只是勉強支撐著身體，右手沒有力氣拿運動夾克，左手又要拄著枴杖，我只好把外套披掛在汗溼的肩背。

我一路向上爬，像個酒鬼似地踉踉蹌蹌，步履蹣跚，一輛輛車子從我身邊呼嘯而過。小鎮人情味濃厚，芳鄰本來多樂於助人，可是，他們却個個面無表情地看看我，就默默把車子開走。這也難怪，誰願意讓酒鬼搭便車呢？我走走停停，時常停下來歇息；有時倚在路邊的汽車上，有時扶著行道樹，或是任何足以支撐我的東西。當我直直撞上電話亭柱時，我的步伐相當緩慢，所以撞擊的瞬間就像慢動作似的，幾乎感受不到衝擊的力道。

最後，我終於搖搖晃晃抵達家門，我迫不及待地把背包和衣服扔在大門邊。我太熟悉這種大汗淋漓的掙扎了，這一天的長途跋涉提醒我，人生的高山，是何等高峻險拔。這種嚴格考驗對心理的折磨更甚於生理。每回力不從心時，總隱約有把怒火向我襲來，教我暗暗唾棄自己。我再度想起自己連路都走不穩，像個幼童似的。不能以優雅的姿態上山，當然得怪我自己。在內心深處，我總覺得身心受到的殘酷試煉，都是我活該承受的。我跟自己生氣，久久難平。

這種病態的反應當然毫無道理可言，又不是我自願生病的，這種怪病也不是我自己招惹來的。不過，我確實覺得自己是個日漸衰弱的病人，體力大不如前了。我把怒火對準自己，可能是因為四下無人，也可能是因為我無法接受自己竟然變成這副德行。

我家樓上住著這麼一個日漸衰弱的男子。

這傢伙每天都奮力掙扎，看看自己又失去了什麼，再看看還剩下哪些，並為自己的人生還能成就的事感到慶幸。疾病的最後一役是保有心靈的制高點，是接納自身的殘缺，是追求圓滿人生的夢想。簡單地說，我的奮鬥目標是要跟自己和解。

追求心靈寧靜的過程變成了無窮盡的追尋，追尋自尊心。這是一場險象環生的心理探險，要穿越數不清的地雷區；敵人是我自己，隨時在一旁監視。想摸索出前進的道路，必須拿我以前對人生的遠大抱負，來跟目前令人洩氣的眞實處境做個對照。清算功過的時候到了；我必須腳踏實地，好好評價自己的人生。

「美樂蒂，我做不到。」當日常生活上的小事漸漸變成體能大考驗時，這句話成了我最常掛在嘴邊的口頭禪。連穿襪子也變得很吃力，我被迫承認，我做不到的事是越來越多了，而且似乎永無止盡，這一點實在讓人懊惱不已。

我的漫長奮鬥，孩子全都看在眼裡，妻子也以她溫柔的臂膀扶持著我。我並不是孤軍奮戰、單打獨鬥。摯愛的親人為我詳細規畫人生，因為這段旅程我們攜手同行。目標再清楚不過了；只要明天的自己比今天更好，並且朝我多年以前設定的方向前進就行。

這段旅程的目標是跟自己講和，並且在至親的家人身上看到同樣的快慰與寬心。我的家人隨時都留意著我，他們徘徊在附近，守護著我，隨時照顧我的需求。我的心情起伏不定，親子關係也因而隨之波動，可是孩子們的適應力好極了，他們懂得察言觀色。我的自尊分成好幾個等級，根據當時遇到的挫折而定。

我們家有個重度殘缺的男人。他不時對自己的人生感到沮喪，偶爾又為自己成功完成某項任務而振奮不已。他有時會在頂樓的地板爬來爬去，像電影裡的狂人，眼神狂野，頭髮凌亂。在心靈深處，我努力反省，結果往往過度嚴厲批判自己。我想有所作爲，却覺得自己像個突變的怪人，因而深深感到難過。

這些都是內心的私密念頭，很少在他人眼前表現出來。不過，它們的確存在，殘缺不全的感覺萬般強烈。「讓別人看見你跟我在一起，你會不會尷尬？」有一天，我十分挫敗地問美樂蒂。「會啊，」她很快回答：「但不是你想的那些理由。」沒有笑聲。「你必須克服自卑感。」她加上一句。

說得容易，做起來可沒那麼簡單。我心裡的傷痛越來越深，而且天天都有新的意外傷害。這些對一個身體不聽使喚的人來說都只是小傷：手指頭被窗子夾傷；在樓梯間絆倒；撞到門框。我常常臉朝下摔個正著，每個料想得到的意外都會帶來肉體的疼痛。但心理上的痛楚更難熬，我的尖叫沉默無聲，却在耳邊回響好幾分鐘。你相信這種事嗎？我倒不是真的在問哪個人，我是在問自己：你相信我又讓這種事發生了嗎？

被打敗的感覺很難排遣，又難以忘卻。我的體魄已經逐漸軟化。我常常心情低落，意志消沉，垂頭喪氣，無力抬頭凝望遠方。我感到虛弱，因為我終於承認了自己的眞實處境。我們活在一個歌頌強健體魄的文化裡：男人本該強壯，自力更生；我卻殘弱不堪，需要他人照料。我眼見自己的肉體已經沒有多少生氣，卻無法逃脫它的束縛。

我必須超越這種要求完美的文化傳統，並牢記即使我已經一無是處，總還可以好好活著。我學會承認殘弱，接受協助，尋找新的自我。我的生活方式已經改變：我不再閱讀熱中表達自我的男性雜誌，也不去看動作巨星馮迪索（Vin Diesel）主演的電影。我必須找個新的男性理想典型，它說不定可以拯救我，只要我把它創造出來就行了。我不能再被古老的夢想俘虜。

如今，成功對我而言有了不同的價值標準，改以智力方面的成果來評估，而且多半把重心放在孩子的生活上。因為孩子們確實是我的生活重心。職業生涯對我而言逐漸變成謀生的飯碗，我們早晚會看清楚，事業上的成就並非一切，人生還有很多別的值得珍惜。面對健康的挑戰，幫我認清了這些優先順序。

疾病帶來的折磨——折磨無所不在——改變了我。美樂蒂可能不信，但它的確使我變得更善體人意。我要孩子們學習的人生功課因而變得清晰可辨。我要他們成為善良體貼的大人，曉得自己遠比許多人都幸運。他們已經朝這條路上走了。

孩子們守護著我，所以從小就懂得關心別人，早早結束了青春期的自戀。這樣也好。「小心啊，爹，」蓋博叮嚀我：「不要被那些樹根絆倒了。」每回走到路邊，他總替我留意。又有一回，我們帶孩子跟他們的朋友去看電影，戲院位在紐約高聳的大廈裡，綿延而上的電扶梯帶著我們一路攀升，到處都人擠人。每當電扶梯又接近新的樓層時，蓋博就會轉身，越過喧囂的人牆高喊：「小心啊，爹地，別摔跤啊！」

我以前跟大多數父母一樣，認為父母理當照顧小孩；讓年幼的孩子反過來照顧父親，似乎有違常態。那樣的看法現在也改觀了。孩子以溫馨而耐人尋味的方式表達自己的愛。我的孩子們學到了重要的人生功課，曉得人並不是十全十美的，有些人可能需要幫助。這些都是珍貴難得的人生功課。

我努力忘卻拖累孩子的愧疚感。孩子們是我最棒的朋友;當他們不吝伸出手扶我一把,我便稍稍釋懷,但還是不免苛責自己有心無力,無法好好照顧他們。

家裡除了小狗以外,人人都很能幹,老搶著幫我。有一回,我們待在廚房。「理查,讓我來,」美樂蒂一聽到玻璃碎裂的聲音,立刻抓起掃把。「你的眼睛看不清楚。」我沉默地讓開。又有一回,我們開車上街。「你在車上等我吧,」美樂蒂跳下車去辦我本該分擔的雜事前說道。「我去去就來。」我只好乖乖等著。還有一回,班跟我散步去鎮上。「爹,那邊有張板凳,」班指著街邊。「你在那兒坐會兒,好嗎?去商店還有一段路,我很快就回來。」我便坐下來等。

這些都是我的生活實況。我是一個被疾病團團圍困的小兵,在美麗的偉大女將領身邊相形見絀。不斷的妥協累積成龐大的代價;原本好動的身體如今休息了,而且可能會一直休息下去。這可不是偶然扭傷了腳踝或膝蓋的倒楣週末而已。站在界外不下場對我而言,已經成了一種真實的生活方式。沮喪和挫敗感只會不斷累積,越來越沉重。

每天,有個比自己想像中還堅強的男人走下我家的樓梯。我已經跟自己的身體力戰了三十年，也跟自己的心理搏鬥了無數回合。我雖然聽天由命，卻仍保有決心；我相信到頭來，人的毅力終將獲勝。我從來不曾失去希望，至今我仍然認為自己是個無可救藥的樂天派。我相信，我的人生會漸入佳境。正因為如此，我才能在大熱天打起精神爬上山坡。

這個日漸衰弱的男子雖然力不從心，還是得想辦法過日子。我必須放大自己生命的格局；過去一度自認為不可須臾或缺之事，如今得用更有價值的新目標來取代了。我固然懷念過去在國外人潮擁擠的街頭出生入死那個新聞記者，但那些日子都過去了。如今，當小孩咯咯笑著跑在前頭，做爸爸的卻沒有強健的腳力可以跟上，這才是我最難以釋懷的。

「你看我，班，」現在，我常在清醒的夢中默默呼喊他。「要這樣握球棒。」我看著孩子自己學習，卻無法親自示範，心裡始終耿耿於懷。我渴望做個強壯的男子漢，一部分是出於內心的自戀，不過主要還是因為我從小便嚮往這樣的父親楷模。我爹正好是我想要的硬漢模樣。（他的病一直等到我離家上大學後才浮現出來。）沒想到，我讓孩子們的期待落空了。

我一心想做個勇敢、不屈不撓、打不敗的爹地，可是這個夢想死得很慘，只在我的幻想中閃爍片刻就陣亡了：有天清晨，我飛奔下樓，坐在椅子上穿針，很快把釦子縫回我的禮服襯衫上，收進運動袋裡，然後連忙準備動身。

我咕嚕喝完咖啡，呼喊樓上的兒子，要他帶著網球拍快點下樓來，我們該出發了。我沒忘了帶車鑰匙。快一點，我催著小夥子，但他還是慢吞吞的。我一個鐘頭後要開會，不過我們可以先打一盤網球。我跳上車，發動引擎，用強壯的左腿踩離合器，我們就上路了。

這個幻想是痛苦的自我陶醉；慾望陷得很深，可是哪兒都去不了。

我心裡五味雜陳，既挫折又悲傷，因為我無法陪孩子做他們喜歡的、刺激有勁的課外活動，錯過了親子之間可以共同分享的熱情；這其實是最重要的親子情誼。兒子們都熱愛體育活動，女兒則對舞台情有獨鍾。無法與孩子一起構築夢想，感覺糟透了。我的孩子能夠尊敬一個體能持續衰退的父親嗎？別人說這些都是我自己胡思亂想的。孩子努力學習成長時，眼中似乎只看到父親的形象，也就是一個愛他們的男人。他們甚至不太明白「衰弱乏力」的意義是什麼，也不會用這樣的辭彙來思考。

孩子們曉得我再也沒法去上班了。沒有人會嚴厲批判我，只有我對自己最嚴苛。我跟兒子們一起玩球時，他們會緩緩地把球丟回來，滾到我看得見的地方。我虛弱的右手投出無數離譜可笑的球，但孩子們興高采烈地把球撿回來，一點也不介意。我就做不到這一點。

讓我飽受折磨的是，在孩子眼中我必然是有瑕疵的。我曉得，重要的是我們一起玩了球，比不比賽根本無所謂，可是他們必然希望得到更多。我的孩子活力十足，因為他們在父母身上看到了同樣的特質。或許，我在某個比遊戲更重要的場域裡，是他們崇拜的偶像。

但我還是常常覺得自己像個小孩似的需要人照顧。「咱們去看電影，」小莉莉提議，我還來不及提醒她我沒辦法開車，她已經想好對策：「我們可以搭計程車去。」。依賴跟疾病是難兄難弟，形影不離，但對我的家人來說，這只是每天都要面對的事罷了。

等孩子們長大離家後，回想起跟我一起生活的日子，不曉得他們會記得什麼？臥病的父親是一幅難以忘懷的景象，不知他們是否會牢牢記住父親生理上的瑕疵，還是會寧願記住某些比較美好的回憶？我很擔心，他們的記憶最後會只剩下我注視鏡子時看到的那個委靡不振、力不從心的男人。我這些疑慮，對孩子來說其實並不公平，因為他們已經為我忍受和付出了這麼多。或許，他們日後終將忘懷我如今無法拋諸腦後的事；或許，我目前無力完成的事，永遠也不會像我所完成的事一樣，牢牢印在孩子的腦海裡。

蓋博喜歡身體的接觸，喜歡擁抱。每天晚上，我送他上床，幫他蓋被子，他都會請我幫他抓抓背，揉揉腿。他摟著我的脖子親吻我時，會說：「爹地，我愛你。」我曉得，我在餐廳門前絆倒那天，他不只看到了我的弱點和缺陷，還理解體會了更多。蓋博多少從我身上學到了一點什麼。在所有家人的內心——無論埋藏在哪個角落——他們必然曉得，真正的我其實不在肉體的軀殼裡，而在靈魂深處。既然如此，我為何不能釋懷呢？

我的身體究竟有多衰敗退化、多不聽使喚、多力不從心、多欲振乏力？我是個殘缺不全的人嗎？我曉得，殘缺不全只是個主觀辭彙，寫在旁觀者的眼裡。我對殘缺不全的看法可能跟你的不同。我剛進哥倫比亞新聞學院研究所不久，備受愛戴的教授約翰・派特森（John Patterson）就過世了，名主播華德・克朗凱回想起他們當年一起做廣播節目的日子，神采飛揚地聊起這個坐輪椅的老友。「約翰在第二次世界大戰後失去了雙腿，」克朗凱在追思會上動容地說：「可是他並沒有因而意志消沉，被身體的殘缺擊倒，」華德停頓一下。「古老的說法是，能者起而行，出去打天下，不能的人才去教書，約翰證明了這個說法的謬誤。」

我還是很想出去打天下，可是我也開導自己，條條大道通羅馬，還有別條路可以做我想做的事。派特森在二戰終戰之際跌下火車，失去雙腿，不得不重新規劃生涯，後來他在學術殿堂裡找到了自己未來的路，教研究生寫廣播稿。我如今也退回安全網內，對前途變得比較消極被動，像是偶爾去哥倫比亞大學教書——也就是當初約翰安身立命之處。

我早就明白，妄想逃離自己的生理缺陷和心理弱點，是跑不遠的，一下子就會摔得灰頭土臉。不過我的心靈深處漆黑誘人；在這個舒適的角落，我享有隱私和安寧。創造自己想要的現實，宛如走入一條令人愉快的岔路小徑，暫時避開真實世界的嚴酷困境。我的心靈潛力無窮，可以用腦力彌補體力上的缺憾。

好久以前，有一回我的好友克朗凱播完晚間新聞，信步走進男士盥洗室。德高望重的主播站在我旁邊解手，我們却像坐在圖書館或擁擠的戲院般自在。當時我們的地位是平等的。在我的腦海深處，殘弱的生理狀態並不打緊。只要我肯動動腦筋，我仍然可以做我想做的人，因為我的腦子比身體牢靠。

既然如此，又是什麼決定了怎樣算殘缺不全呢？大眾文化對男性的期望，如果不是過於傳統，就是流於膚淺。我們喜歡搥胸獅吼、做泰山狀，或炫耀豐功偉業。強壯的肌肉、舉目千里的眼力，以及把足球踢得老遠的腿力，其實都只是年輕人的特質，終將隨著年華老去而失去，沒什麼了不起。充實的人生需要更敏感細膩、更別出心裁的東西，不是只有這些就足夠。要超越美國男性的單調生活模式並不容易；即使看得透男子氣概虛有其表的陷阱，往往還是難以超脫。我們都被囚禁在刻板印象的價值觀之中。

我希望我給孩子的教育是有價值的，善解人意和知情達理可以讓他們終生受惠。和孩子分享我對歷史與音樂的熱愛，在孩子的臉頰上教他彈貝多芬的曲子，或是比賽誰最快把美國各州首府列出來，這些舉動都不會白費。面對逆境時以身作則，展現絕佳的風度和幽默感，比會開車更有意義。不是光會跑會跳會玩，就可以成為優秀的人，更重要的是認真看待自己的人生；這些都是我的心靈經歷了重大疾病的洗禮後突顯出來的特質。我雖然已是如假包換的殘障者了，但在心理上仍有所堅持。

這些年來，我雖然被迫與大病同行，卻反而因禍得福，變得更豁達。有些人會在限速五十五公里的地方飆到七十公里，或者在大雨滂沱中跟別人搶計程車。我的生存能力很強，可是更善解人意。反觀電視新聞圈則充滿了心胸狹窄、驕傲自大的經理和主播。

以前我很可能也是這樣的人。我本來也是朝著那樣的方向前進的，假如我健壯如昔，又野心勃勃的話，天曉得我現在會變成哪副德行！幸虧多發性硬化症和癌症的考驗，到頭來反而使我有所成長。這麼說好了，若是能恢復開車能力，哪怕是開中古車，我都會甘之如飴，可惜這已經是不可能的事。如今回想起年輕時代扔掉的那把舊網球拍，才知當時真是人在福中不知福啊！當年，我在球場上一時不如意，就氣沖沖把它摔得老遠，我多幼稚，多膚淺啊！我現在比較懂得挑選，不會意氣用事，有仗就打，因為我分得清輕重緩急了。或許——但只是或許——現在我是個比較好的父親。

近來，我常常拄枴杖攙扶老婦人過馬路，雖然四周的路人仍然行色匆匆，無動於衷。我真希望我的孩子也能看見這一幕。我並不想沽名釣譽，也不認為自己品德高尚。我只是很早就學到一個心得，那就是，體貼他人會使自己獲益更多，這是我辛辛苦苦學來的。疾病會拓展人的視野，增加靈魂的深度，到頭來，這樣並不壞。

「莉莉，我想問你一件事。」有天晚上，我坐在小女兒床邊幫她蓋被子。「你曉得什麼是敬重嗎？」莉莉放下書本抬頭看我，但是沒說什麼。「你佩服我們嗎？」我試著把我的問題表達得更清楚些。「你跟媽媽嗎？」她問，我點點頭。「我佩服媽媽，」她笑著說。「你老是變來變去的。」有時候，我也只好欣然接受我所能得到的。

我必須用微笑來面對傷感情的幽默感。我們這些跟慢性病奮鬥的人打的是一場遙遙無期的戰爭。我必須先認識自己，分清楚輕重緩急，才能夠拿出自己最好的一面跟他人相處。這一點至今尚未實現，因為我還在努力進步之中，眼前還看不到盡頭。克服困境始終是我最大的抱負，我不能老想著自己無法掌控全局、能力受限那些無關緊要的問題。

我們要學會欣賞自己所擁有的，不要老是抱怨自己擁有的還不夠多；我漸漸對這種企求感到厭倦。老是掛心這些事，於事無補；我能做的就是做我做得到的，雖然不多，卻彌足珍貴。近來我在自己的健康方面採取了積極的作為，捨棄被動的角色。我甚至換了一個強迫我更積極接受治療的醫生。

「如果你想在這兒接受治療，你就必須做點改變，」主持紐約一家大型多發性硬化症研究與治療中心的神經科醫師如此告訴我。「你必須要把治療當一回事，還要參與自我照護的過程。我們要求病人積極參與。」

這一刻發人省思。一個新的紀元業已展開。克服困境的心態與方法也必須與時俱進。時候到了，我得認真負責，不要再吊兒啷噹了，還有很多活兒要做呢。長久以來，駝鳥心態雖然管用，如今卻顯得愚蠢。長大成人是時時要溫故知新的。整個療程的要求很嚴格，想到每週要打三針而非一針的干擾素，就令人心生畏懼。「也該是時候了，」美樂蒂聽了我的話以後如此回答。「我看這麼做是有道理的。」我的身體去接受治療了，至於我的腦袋去了沒有，就不得而知了。

這個病是無藥可治的，我不能幻想自己的健康情況能得到多大改善。我只希望可以過得更好，這是我殷切的期盼。這個奢望雖然虛無飄渺，渾沌不明，但遠方許諾給我心靈的安寧。我可能還要好幾年才能找到那份安寧，可是這份承諾教我不至於徒然自尋煩惱。夢想讓人得以起飛，我創造了自己的世界，並且樂在其中。

夢想使我忘却心裡承受的折磨；無論醫生怎麼宣判，我都相信我的人生終究會好轉。樂觀開朗的精神，可以讓希臘戲劇合唱隊的悲劇預言失靈無效，也讓鐵口直斷的半仙跌破眼鏡。我超越了自己的現實人生；儘管偶有自我懷疑的時刻，却不曾喪失決心。

演完人生這場爛戲，我們就一命嗚呼，下台一鞠躬。憤世嫉俗的人如是說。對某些人來說，這種對生命的虛無評價不無道理；然而，抱持著灰心喪志的意念到頭來往往一無所獲。我的遠大計畫未必要在現實中起什麼作用，坦白說，它們也沒有那麼了不起，我又不是要接受訓練參加下屆奧運。可惜呀！我努力跑了這麼久，體能又處在巔峰狀態。

每天晚上，總有一個活力充沛的男子精神奕奕地回到我家來。

男子很清楚自己的體能狀況只會越來越差，然而他意志堅決。他很自豪，他看見自己的短處和缺點，知道自己心裡存著懷疑和恐懼，却決心好好活下去，絕不屈服。他的聲音聽起來雖然虛弱，心靈却十分堅強。他雖然贏不了，但是他曉得，在人生旅程抵達終點前，他絕不能認輸。他執意面對眼前的重大挑戰，看樣子連唐吉訶德也比不上。這個神祕力量正是他的強項，決定了他的力量和使命，成全他去追尋夢想，雖然在面對他無法接受的現實時，那夢想或許只是一種妄想。

「我們最深的恐懼不是自己能力不足，」南非總統曼德拉（Nelson Mandela）於一九九四年就職時告訴我們。「我們最深的恐懼是自己潛力無窮。最讓我們害怕的是我們的光芒，而不是幽暗……當我們盡情散放光芒時，無形中也允許別人發光發亮。」①

所以，我要繼續活在我建立的內心世界中。對我來說，如何克服困境、按照自己的意思過日子，是日以繼夜的課題。我心裡總是時時盤算著明天要做什麼，今天該如何度過，甚至連作夢都還在想個不停。克服困境是一段漫長的過程；在我走完人生旅程，在最後一刻宣告獲勝回家之前，這項任務都不算完成。

在我心靈恬靜的深處，工作還在繼續。當哨音響起，宣告一天的工作結束之後許久，努力活下去的任務並沒有片刻停歇。在夜深人靜的美妙時分，我細細回顧自己生命中的種

---

①譯註：曼德拉這段話是引用女作家 Marianne Williamson 的著作《*A Return to Love*》。

種遭遇，不斷深入探究或想像。睡夢中，輪子一直在轉。我的腦海裡縈繞著這段不完滿人生的各種畫面，我一直希望而且也努力超越它們。無論我抬頭直視前方，還是垂頭喪氣、眼神低垂地凝視眼前的濃霧籠罩著不確定的前途，我總是盡可能昂首闊步。路途還遠，我必須繼續前進。我展翅，在夢中高飛。

某個神奇的夜晚，心靈架起一片安全網，和風環繞著我，我在晨光中緩緩起飛。我跑下平緩的山坡，雙腿穩健地向前奔馳，雙臂像翅膀一樣伸展，起飛升空，以完美的姿勢在空中飛翔。我優雅地翱翔在花朵遍地的丘陵上空，身強體健，舉目千里，彷彿可以望見未來。內心的奮戰終於結束，我的動作極其優雅，不費吹灰之力就凌空飛起，永遠翱翔在波浪起伏的雲端。

謝辭

「你寫不完一本書的，」好久以前家母溫柔地勸阻我：「你是做電視的，而電視是分工合作的差事。」她說得沒錯，電視製作人的緊張吵雜工作環境，跟作家的寧靜氛圍是兩個迥然不同的世界。我得承認，過去這幾個月來，周圍的生活確實寂寞得嚇人。不過，老實說，在這趟寫作的旅程中，我並非孤軍奮戰。

在這段創作過程裡，有多位好手鼎力相助。我的經紀人瓊安・戴維斯（Joann Davis）在我動筆前就看過本書的大綱和構想，並且一直陪著我撐到完稿，還幫我包裝並推銷這本書的企劃案。HarperCollins 出版社的資深編輯蓋兒・溫斯頓（Gail Winston）一路守護著這本書，好幾回在錯誤的轉彎處將我拉回來。還有特約編輯安娜絲塔西亞・涂費克斯西斯（Anastasia Toufexis），一次次帶領我走出難以脫身的死角。

我特別要向 HarperCollins 出版社的編輯總監羅伯特・瓊斯（Robert Jones）致意，他十分看好這本書，卻在我動筆後幾個月與世長辭。羅伯特深諳病痛所帶來的折磨，以及與病魔周旋之必要；也十分了解我是如此為奮鬥過程中所犯下的失誤感到懊惱。

在我還不太曉得這本書究竟要寫些什麼時，兒女們就開始追問我書何時會完成。每回卡在難熬的關頭，只要想起他們的期盼，我就能鼓起勇氣繼續寫下去。

還有另一半美樂蒂，她給了我充足的寫作空間，還不斷為我打氣，說我寫得比我自己認為的還更好。拜託讀者們千萬別告訴她實情。

附錄　關於多發性硬化症(Multiple Sclerosis)

人體的神經纖維外包裹著一層叫「髓鞘」的物質，它像電線的塑膠絕緣皮，可避免神經網路短路，並協助傳導神經訊號。而多發性硬化症，就是中樞神經系統發生髓鞘塊狀的脫失，導致神經訊息傳導受阻，產生各種症狀。

多發性硬化症的起因被認爲是自體免疫性疾病，但也有研究懷疑是特殊病原體感染所致。患者多在20—40歲時發作，特別是31—33歲間最常見，兒童及老年人則極爲罕見，女性發生率約爲男性的兩倍，白種人罹患的機率也較高。

多發性硬化症臨床症狀與髓鞘受傷部位有關。通常有下列的症狀產生（以下這些症狀可能消退，也可能長久持續甚或逐漸加重）：

1. 視力模糊、複視、視野缺損、不自主眼球跳動，甚至失明。
2. 失去平衡感、四肢無力，下肢或四肢完全癱瘓。
3. 因肌肉痙攣或僵硬影響活動力、抽筋。

4. 常感覺灼熱或麻木刺痛、顏面疼痛(三叉神經痛)、肢體痛。

5. 講話速度變慢、發音模糊、講話節奏改變、吞嚥困難。

6. 容易疲勞、頻尿、尿液無法完全排空、便祕、大小便失禁。

7. 短期記憶、專注力、判斷力會有問題。

目前根據國外統計，病發率約爲萬分之五；罕見疾病基金會登記的病友約一七九位。

（資料提供：財團法人罕見疾病基金會）

國家圖書館出版品預行編目資料

我的第三隻腳 / 理查.柯恩(Richard M. Cohen)著 ;
朱恩伶譯. -- 初版. -- 臺北市 : 大塊文化,
2006[民95] 面 ; 公分. -- (mark ; 60)
譯自 : Blindsided : lifting a life above illness :
a reluctant memoir
ISBN 978-986-7059-32-1(平裝)

1. 柯恩(Cohen, Richard M.) - 傳記 2. 病患 - 傳記
3. 多發性硬化症

415.925 95013636

LOCUS

LOCUS

LOCUS

LOCUS